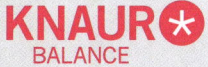

PATRICK BROOME

YOGA
FÜR DICH

So einfach ist es, täglich Yoga zu üben

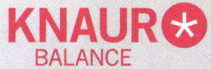

Besuchen Sie uns im Internet: www.knaur-balance.de

Aus Verantwortung für die Umwelt hat sich die Verlagsgruppe
Droemer Knaur zu einer nachhaltigen Buchproduktion verpflichtet.
Der bewusste Umgang mit unseren Ressourcen, der Schutz unseres Klimas
und der Natur gehören zu unseren obersten Unternehmenszielen.
Gemeinsam mit unseren Partnern und Lieferanten setzen wir uns
für eine klimaneutrale Buchproduktion ein, die den Erwerb
von Klimazertifikaten zur Kompensation des CO_2-Ausstoßes einschließt.
Weitere Informationen finden Sie unter: www.klimaneutralerverlag.de

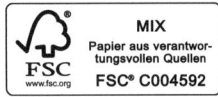

Originalausgabe Oktober 2020
© 2020 Knaur Verlag
Ein Imprint der Verlagsgruppe Droemer Knaur GmbH & Co. KG, München
Alle Rechte vorbehalten. Das Werk darf – auch teilweise – nur mit
Genehmigung des Verlags wiedergegeben werden.
Redaktion: Christina Raftery
Covergestaltung: ki 36 Sabine Krohberger
Coverabbildung: Christian Krinninger
Abbildungen im Innenteil: Alle Fotos von Christian Krinninger
Illustrationen: Julia Flemmer
Satz: Adobe InDesign im Verlag
Druck und Bindung: Firmengruppe APPL, aprinta druck GmbH, Wemding
ISBN 978-3-426-67592-2

6 5 4 3 2

*Für alle, die daran glauben,
dass wir – frei nach John Lennon –
gemeinsam in Frieden leben können.*

Inhalt

Vorwort ... 8

Einleitung ... 11

15 Minuten für den Einstieg ... 19
1. Ankommen ... 20
2. Atmen im Sitzen ... 21
3. Atmen im Sitzen mit Heben und Senken der Arme ... 23
4. Seitbeuge im Sitzen ... 24
5. Drehung im Sitzen ... 25
6. Sitzender Adler ... 26
7. Nachspüren im Sitzen ... 27

15 Minuten für Einsteiger: Anregen ... 29
1. Atmen im Stehen ... 30
2. Dynamisches Atmen im Stehen ... 31
3. Vorwärtsbeuge dynamisch ... 32
4. Dreieck (dynamisch) ... 34
5. Vorwärtsbeuge in der Grätsche ... 36
6. Beinheben im Liegen (dynamisch) ... 37
7. Schulterbrücke im Liegen (dynamisch) ... 38
8. Nachspüren im Liegen ... 39
9. Atemübung: Blasebalg-Atmung und Nachspüren im Sitzen ... 40

15 Minuten für Einsteiger: Beruhigen ... 43
1. Vierfüßlerstand, Kindhaltung und Katze ... 44
2. Sich zum Himmel strecken ... 45
3. Halbe Kerze, Arme über Kopf, Brücke ... 46
4. Nachspüren im Liegen ... 47
5. Wechselatmung (Nadi Shodana) ... 48
6. Ausruhen ... 49

15 Minuten für Alle: Aufwärmen ... 53
Sonnengruß Ashtanga A ... 55
Sonnengruß Ashtanga B ... 57

15 Minuten für Alle: Kräftigen ... 59
1. Hampelmann ... 61
2. Wandsitz ... 62
3. Liegestütze ... 63
4. Crunches ... 64
5. Step-up (auf den Stuhl steigen) ... 65
6. Kniebeugen ... 66
7. Trizeps-Dips am Stuhl ... 67
8. Unterarmstütze (Plank) ... 68
9. Auf der Stelle laufen ... 69
10. Ausfallschritte ... 70
11. Liegestütze mit Rotation ... 72
12. Seitlicher Unterarmstütz ... 73

15 Minuten für Alle: Energetisieren ... 75
1. Check-in mit deinem wahren Selbst ... 76
2. Inneres Feuer erschaffen: Aktivierung der Wirbelsäule und Arme ... 77
3. Innere Stärke spüren: Kontrolle des Atems ... 78
4. Vierfüßlerstand zur Aktivierung der Hüfte und Beine ... 79
5. Kindhaltung und Release ... 80
6. Katze-Kuh-Miniflow ... 81
7. Stehen und Spüren ... 82
8. Squat Flow ... 83
9. Tanzen und Energie verteilen: Release! ... 84

15 Minuten für Alle: Ausgleichen ... 85
1. Atemübung: Kapalabhati ... 86
2. Atemübung: Bhastrika ... 87
3. Atemübung: Anuloma Ujjayi ... 88
4. Kobra ... 90
5. Schulterstand ... 93

6. Kopfstand 94
  7. Fisch 96
  8. Pflug 98
  9. Großes Siegel 99
  10. Vorwärtsbeuge 100
  11. Meditation 102
  12. Atemübung: Wechselatmung 104
  13. Entspannung 105

15 Minuten für Alle: Runterkommen 105
  1. Ankommen 106
  2. Libelle 107
  3. Schlafender Schwan 108
  4. Sphinx 109
  5. Stellung des Kindes mit Schulterdehnung .110
  6. Liegender Schmetterling 111
  7. Ausruhen 112
  8. Nachspüren 113

15 Minuten für Alle: Schütteln 117

15 Minuten für Profis: Aktivieren 121
  1. Sonnengruß Ashtanga A 122
  2. Sonnengruß Ashtanga B 122
  3. Paschimottanasana 123
  4. Marichyasana C 124
  5. Navasana 126
  6. Urdhva Dhanurasana 128
  7. Padmasana 130
  8. Savasana 131

15 Minuten für Profis: Fliegen 133
  1. Sonnengruß Ashtanga A 134
  2. Sonnengruß Ashtanga B 134
  3. Hund 135
  4. Handstand 136
  5. Skorpion A 137

  6. Kopfstand B 138
  7. Skorpion B 138
  8. Kopfstand A 139
  9. Kindhaltung 139
  10. Schulterstand 140
  11. Brücke 141
  12. Rad 142
  13. Paschimottanasana 142
  14. Savasana 143
  15. Atemübung zur Aktivierung
       der Energiezentren 143

Aktivierung der Energiezentren 145

Entspannen mit Body-Scan 149

Entspannen mit Yoga Nidra 151

Stilles Sitzen 155

Meditation für Liebevolle Güte 157

Beten 159
  Beispiel für eine kraftvolle Yoga-Invokation .160
  Beispiel für einen kraftvollen Abschluss-
  segen, um die Praxis zu beenden 161

Alles ist eins 163
  Exkurs: Karma 164
  Exkurs: Essen 164

Nachwort 167
  Mitwirkende 168

VORWORT

Vor vielen Tausend Jahren fanden Yogis Wege, den eigenen Kopf zu beruhigen – unabhängig davon, welche äußeren Umstände herrschen und welche inneren Sorgen quälen.

Ich selbst begann in den frühen Neunzigerjahren mit Yoga und erinnere mich nur zu gut an die Freude daran, meinen Körper zu spüren und gleichzeitig innerlich zur Ruhe zu kommen. Es war ein Gefühl, wie zu Hause bei mir selbst anzukommen.

Bis zu diesem Zeitpunkt war mein Leben eine richtige Achterbahnfahrt. Wie bei jedem anderen wohl auch wechselten sich großartige Momente der Freude und Zufriedenheit mit wirklich höchst unangenehmen und schmerzhaften Erfahrungen ab. Ich kann nicht sagen, dass sich dieses Auf und Ab verändert hat, aber als ich während meines Psychologiestudiums erstmals auf Yoga und Meditation stieß, hat sich sicherlich einiges in meinem Leben in eine richtig gute Richtung bewegt.

Was ich definitiv sagen kann, ist, dass Yoga nicht nur ein seit Jahrtausenden nachhaltig wirkungsvolles Instrument ist, sondern mir seit über 25 Jahren täglich hilft, mich immer wieder aufs Neue kraftvoll, gelassen und liebevoll zu erleben. Gerade die Körperlichkeit der Yogaübungen hat mir geholfen, mich und andere wieder besser zu spüren, mich zu kräftigen und meinen anfangs wirklich sehr steifen und verschlossenen Körper zu beleben und zu dehnen.

Durch die bewusste Integration von Atem, Haltung und Bewegung wurde mein Denken klarer, mein Atem leichter, und so manche körperliche, mentale oder zwischenmenschliche Blockade löste sich. Und auch heute noch verleiht mir meine tägliche Praxis Vitalität und Mitgefühl. Sie gibt mir Zielstrebigkeit, für die Dinge, die mir wirklich wichtig sind, anzugehen, mich wirklich zu engagieren, aber dabei nicht zu verkrampfen, sondern gelassen zu bleiben.

In diesem Buch zeige ich dir deshalb eine Auswahl von 15-minütigen, hoch wirkungsvollen Yogasequenzen. Sie können dir helfen, dich auch mitten im eiligen Alltag entspannt, stark und empathisch zu erleben. Yoga ist dabei nicht nur ein Weg nach innen, sondern vor allem Inspiration für diejenigen, die im Leben etwas erreichen und bewegen wollen.

Da die Ansätze im Yoga sehr vielfältig sind und ich mit diesem Buch möglichst viele Leser/-innen ansprechen möchte, präsentiere ich Yoga hier in seiner ganzen Bandbreite. Neben sehr einfachen oder rein körperlichen Ansätzen findest du in diesem Buch auch fortgeschrittene oder spirituelle Übungen für dein persönliches, ganzheitliches Wachstum. Es ist also hoffentlich wirklich für alle etwas dabei.

Unterstützt haben mich dabei Lehrer und Lehrerinnen aus meinem Team im München. Ihnen gilt mein ganz besonderer Dank. Ohne sie wäre dieses Buch nur halb so schön bunt und vielfältig geworden. Sie bringen die verschiedensten Qualitäten und Ausbildungen mit und helfen mir, hier Yoga in seiner ganzen Vielfalt darzustellen.

Das Wichtigste, was du über dieses Buch wissen solltest, ist: Jeder kann Yoga üben. Ziel ist nämlich keine perfekte Körperposition, sondern das gute Gefühl, das entsteht. Und das unabhängig davon, wie beweglich du bist oder wie lange du schon übst. Alles, was du brauchst, ist eine gewisse Flexibilität im Denken und damit Offenheit für neue Erfahrungen. Je nach körperlicher oder mentaler Verfassung finden deshalb wirklich alle in diesem Buch eine kleine, aber hochwirksame 15-minütige Yogasequenz für mehr Ruhe und Ausgeglichenheit in unserer verrückten und wundervollen Welt.

Ich bin felsenfest davon überzeugt, dass es den richtigen Yoga für dich gibt!

Patrick Broome

Alle können glücklich und zufrieden sein – das ist die Botschaft des Yoga.

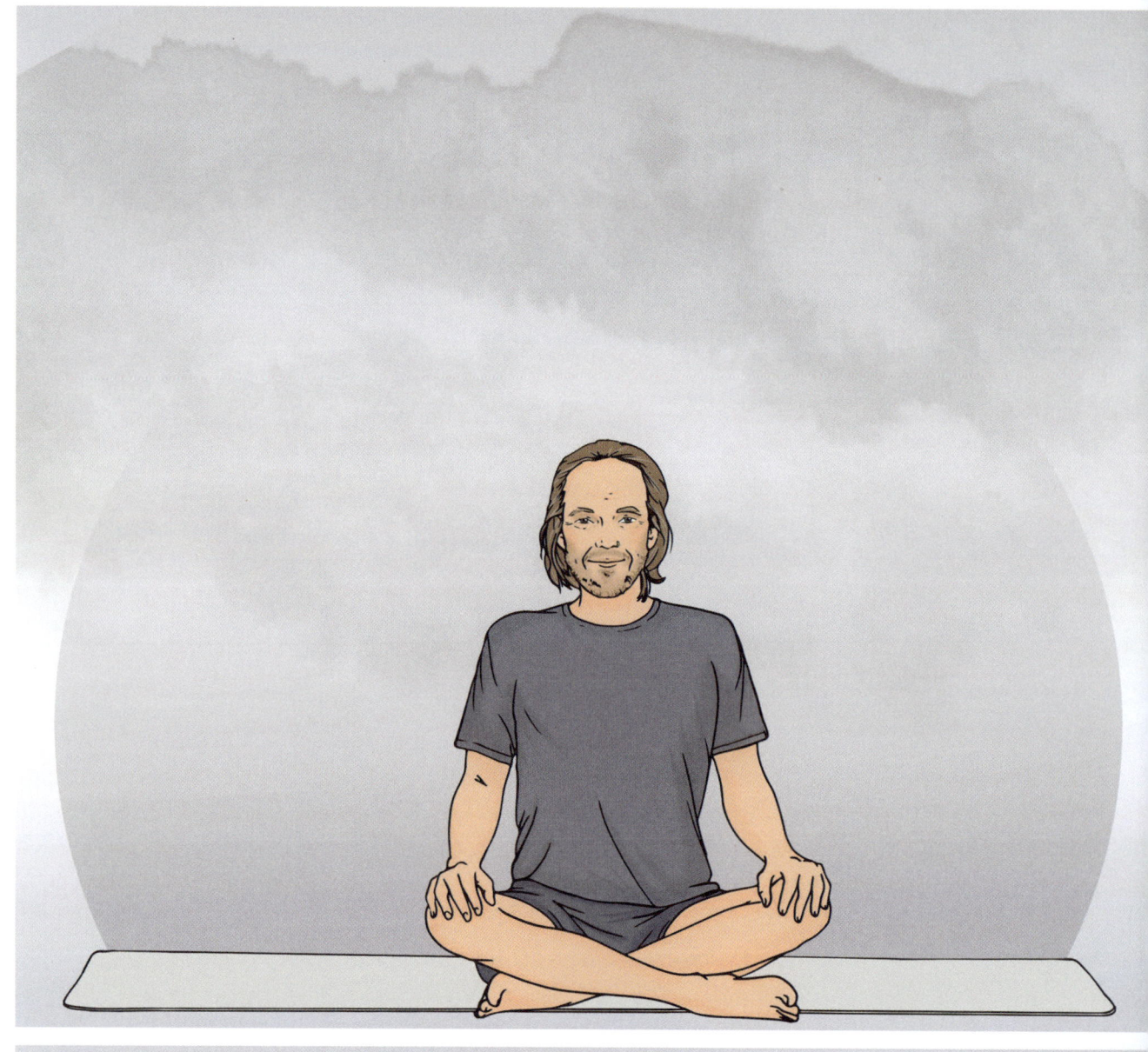

Yoga ist ein wirkungsvolles Instrument,
um wirklich allen zu helfen,
sich im hektischen Alltag zu entspannen und
innere Stärke zu entwickeln.

EINLEITUNG

Was du wissen solltest
1. Dein Programm
2. Dein Atem
3. Dein Yoga
4. Los geht's

DAS GUTE GEFÜHL

Als Yogalehrer begleite ich seit über zwanzig Jahren die verschiedensten Menschen mit den unterschiedlichsten Bedürfnissen. Von Spitzensportlern, darunter Spieler der Deutschen Fußballnationalmannschaft, über gestresste Eltern und Manager bis hin zu schwerstkranken oder körperlich stark eingeschränkten Menschen: Sehr viele konnten dabei von speziell auf ihre besonderen Bedürfnisse abgestimmten Yogasequenzen profitieren. Wichtig ist mir, dabei immer vor allem ein gutes Gefühl zu vermitteln – unabhängig davon, wie beweglich man ist oder wie oft man bereits geübt hat.

Viele der gezeigten Yogasequenzen stehen in der Tradition des südindischen Meisters Krishnamacharya. Einige Übungen entstammen jedoch auch dem modernen High Intensity Intervall Training (HIIT) oder sind dem Functional Training (FT) entnommen. Alle Übungsreihen helfen, Körpergefühl und Achtsamkeit zu entwickeln, und wirken sich positiv auf die uns zur Verfügung stehende Lebenskraft aus.

Im Zentrum jeder der gezeigten Bewegungen steht der Atem. Er initiiert und belebt die Haltung. Dein körperliches Fundament wird gekräftigt, der Oberkörper erhält Leichtigkeit, und deine Aufmerksamkeit kann sich auf den gegenwärtigen Moment fokussieren. Das Resultat spürst du sofort: Kraft, Klarheit und Präsenz.

Der große südindische Meister Krishnamacharya, Nachfahre einer angesehenen Brahmanen-Familie und Lehrer von wichtigen Yogapersönlichkeiten wie B.K.S. Iyengar und K. Pattabhi Jois, ist der Wegbereiter des modernen Yoga. Etwa um die Mitte des letzten Jahrhunderts begann er, die Lehren des Yoga als spiritueller Lehrer und Ratgeber von Königen und Staatsoberhäuptern, Gelehrter und Intellektueller, Therapeut und Heiler, Visionär und Revolutionär allen vorbehaltlos zugänglich zu machen. Krishnamacharya war zeit seines Lebens ein gläubiger und bescheidener Mensch, der ganzheitliche Heilung als Berufung ausübte. Er unterrichtete kasten- und geschlechterübergreifend Männer und Frauen jeden Alters – was für einen Brahmanen jener Zeit undenkbar schien. Seine zukunftweisenden Ansichten sind heute aktueller denn je. Einen besonderen Fokus legte er bei der Yogapraxis auf die Atmung: als Mittel, die Gedanken zu kontrollieren und den Körper mit Prana (Lebenskraft) zu nähren.

1. DEIN PROGRAMM

Frisch und mit einem klaren Geist in den Tag starten oder den Abend entspannt ausklingen lassen, wünscht sich wahrscheinlich jeder.

Und es geht so einfach: Du brauchst dafür nicht mehr als 15 Minuten täglich!

Dein Yogaprogramm kannst du dir ganz individuell aus den Elementen Meditation, Atemübungen, Asanas und Entspannung kombinieren. Diese Techniken verhelfen dir zu einem gesunden Körper, einem klaren Geist und einem offenen Herzen. Den positiven Effekt der Praxis kannst du bereits nach einigen wenigen Tagen spüren.

> Es klingt wie ein Klischee, aber Yoga macht tatsächlich gesund und glücklich.

15 Minuten Yoga täglich, reicht das überhaupt?
Es ist effektiver und sinnvoller, jeden Tag kontinuierlich und regelmäßig in kleinen 15-minütigen Einheiten zu üben, als unregelmäßig in die Extreme zu gehen. Wie bei den meisten Dingen im Leben gilt es, mit kleinen Schritten zu beginnen. Entscheidend ist es dann aber, täglich dranzubleiben.

Was geschieht eigentlich mit dem Körper beim Yoga?
Yoga hilft dir, ausgeglichener zu sein, zur Ruhe zu kommen und deine Sinne zu schärfen. Die Erfahrung zeigt, dass es tatsächlich reicht, sich täglich 10-15 Minuten auf die Yogamatte zu begeben und den Körper in alle Richtungen zu dehnen und zu strecken. Moderne wissenschaftliche Studien belegen, dass Menschen, die täglich wenigstens 15 Minuten üben, weniger Kopfschmerzen haben, seltener verspannt sind und weniger krank werden.

Yoga tut dir einfach gut.
Durch die Yogaübungen werden nicht nur deine Muskeln gedehnt. dein ganzer Körper wird beweglicher, und deine Balance und Konzentration werden geschult. Dein ganzer Körper wird bereits in 15 Minuten gedehnt, gelockert und gekräftigt.

Körperliche Entgiftung, Dehnung und Kräftigung
Yoga spricht den ganzen Körper an. Der Stoffwechsel wird angeregt, der Körper entgiftet und wird beweglicher. Eine besondere Rolle kommt dabei dem Atem zu. Eine tiefe Atmung stimuliert besonders in Zusammenhang mit Drehungen die Funktion aller Organe. Der Körper kann die angesammelten Giftstoffe besser abbauen, was dein Wohlbefinden enorm steigert.

Du profitierst den gesamten Tag davon.
Deine Yogapraxis wird den ganzen Tag ein wohliges Gefühl im Körper hinterlassen. Das liegt unter anderem am Atem. Im Yoga haben wir die Möglichkeit, den Atem als kraftvolles Werkzeug wahrzunehmen und einzusetzen. Die tiefen, gleichmäßigen Atemzüge werden automatisch in den Alltag übertragen. Der Körper gewöhnt sich an diese Atmung und entspannt sich sozusagen von selbst. Als Folge davon bist du deutlich weniger gestresst, verspannst nicht so schnell und gehst gelassener durch den Tag.

2. DEIN ATEM

>> Yoga ist eine Körpertechnik, die verbunden mit dem Atem wirksam ist und das Wunder wahrer Transformation vollbringen kann. Aus deinem Atem entwickeln sich deine Lebensfreude, dein Wohlbefinden und deine Gelassenheit.

Der Atem ist der Kraftstoff des Lebens. Ohne Atem erlischt das Leben nach wenigen Minuten. Die Einatmung versorgt den Körper mit Sauerstoff. Die Ausatmung entsorgt die Stoffwechselschlacken in Form von Kohlendioxid.

Jeder Atemzug durchdringt als wellenartige Bewegung den ganzen Körper. Das Zusammenspiel von Atemimpuls und -muskulatur wird durch Körperhaltung, Muskelspannung und durchlässigkeit für die Atembewegung beeinflusst.

Darüber hinaus dient der Atem als Brücke zwischen Körper und Verstand, weil er sowohl unbewusst durch das vegetative Nervensystem gesteuert wird als auch bewusst kontrolliert werden kann.

Wenn du den Atem wirksam und effektiv einzusetzen weißt, besitzt du den Schlüssel für eine vertiefte Yogapraxis.

Ujjayi-Atemtechniken (auch als »siegreicher« oder »ozeanischer« Atem bezeichnet und eine Form der tiefen Brustatmung) verlängern den Atem durch ein leichtes Zusammenziehen der Stimmritze. Der Atem wird feiner und besser kontrollierbar.

Das Ausweiten der Lungen während der Einatmung und das Zusammenpressen der Lungen während der Ausatmung helfen, in die Haltungen hineinzukommen, und wirken gleichzeitig beruhigend.

Bei Asanas, die Kompaktheit und ein enges Zusammenfalten des Körpers, beispielsweise in den Vorwärtsbeugen, erfordern, wird der Körper während der Ausatmung bewegt und gedehnt. Mit der Einatmung wird die Asana gehalten, entspannt oder ausgerichtet.

Umgekehrt werden Dehnübungen, die den Lungen- und Brustraum vergrößern, während der Einatmung ausgeführt. Eine Entspannung und Ausrichtung dieser Bereiche erfolgt mit der Ausatmung.

Tatsächlich ist dein Atem der zentrale Bestandteil der Praxis:
Wir üben die Haltungen für den Atem, nicht umgekehrt.

Die Körperbewegung ist die Atembewegung, und die Atembewegung ist die Körperbewegung. Die Übungen werden durchgeführt, um den Fluss der Lebensenergie zu ermöglichen und den Geist zu klären. Die nach unten gerichtete Energie bei der Einatmung verbindet sich mit der aufwärts gerichteten Energie bei der Ausatmung. Durch regelmäßige Übung wird der Körper weich und bleibt wach. Die Struktur des gesamten Körpers – angefangen bei der Wirbelsäule – ist am Atem beteiligt.

Weiterhin dient der Atem als sensibler Indikator physischer und psychischer Veränderungen. Er reagiert auf jede Bewegung, alle Berührungen und Gedanken, jedes Gefühl. Wird der Atem bewusst erlebt und erfahren, können die Selbstheilungskräfte (re-)aktiviert werden. Das Heile und Heilende wird auf der psychischen wie physischen Ebene stabilisiert und harmonisiert, sodass die Widerstandskraft gegenüber Krankheiten wächst. Werden dann noch die Grundlagen einer gesunden, naturgemäßen, auf das Individuum abgestimmten Ernährungs- und Lebensweise beachtet, treten akute Krankheiten immer seltener auf. Chronische Leiden können heilen.

Der Atem ist das Wesentliche im Yoga, da er das Wesentliche im Leben ist – und im Yoga geht es um das Leben.
(T. Krishnamacharya)

3. DEIN YOGA

Aufbau deiner Übungsprogramme
Die vorgestellten Übungsprogramme bestehen aus 15-minütigen Übungseinheiten. Jede Übungseinheit hat eine spezifische Zielgruppe (Anfänger, Mittelstufe, Fortgeschrittene) und einen spezifischen thematischen Fokus.

Wichtig dabei ist: Nicht du passt dich an die Haltung an, sondern passt die Yogapraxis an deine Bedürfnisse an. Glaub mir, es gibt genau das richtige Yoga für dich: dein Yoga.

Ablauf deiner Übungseinheit
Wähle einen Ort, an dem du dich wohlfühlst. Erlaube dir eine kurze Zeit des Übergangs zwischen alltäglicher Aktivität und deiner Übungspraxis. Damit kein Druck aufkommt, solltest du genügend Zeit einplanen und das Telefon am besten ausschalten. Lockere, bequeme Kleidung und eine rutschfeste Yogamatte als Unterlage sind zu empfehlen. Außerdem solltest du etwa zwei Stunden vor dem Üben nichts Schweres mehr essen oder größere Mahlzeiten zu dir nehmen.

Wichtig: Die Raumtemperatur soll angenehm sein, denn die Übungen werden barfuß durchgeführt.

4. LOS GEHT'S

Um dir eine dauerhafte und freudvolle eigene Yogapraxis aufzubauen, empfehle ich dir folgendes Vorgehen:

Schließe einen Vertrag mit dir selbst.
Schließe jetzt mit dir selbst einen Vertrag ab. Ich würde dir sogar empfehlen, das in schriftlicher Form zu tun. Achte darauf, dass das Ziel, das du in diesem Vertrag definierst, realistisch ist. Setze die Messlatte lieber etwas tiefer an. Dann wird die Wahrscheinlichkeit geringer, dass du mal einen Tag auslässt.

15 Minuten pro Tag auf die Yogamatte zu kommen, sollte für jeden noch so gestressten Menschen möglich sein. Wenn dir nach mehr ist, kannst du auch gerne länger üben. Vermutlich wirst du dies größtenteils ohnehin tun. Aber alleine zu wissen, dass 15 Minuten ausreichen, hilft dir schon bei der Erfüllung deines mit dir selbst geschlossenen Vertrags.

Formuliere dein Ziel präzise.
Mit allgemeinen Plänen wie »Ich möchte mehr Yoga machen« scheitern die meisten. Besser ist, deine Ziele präzise zu formulieren, etwa so: »Ich übe montags, mittwochs und freitags um 7.15 Uhr mein Yoga.« Es dauert natürlich etwas, bis das neue Muster, die neue Gewohnheit, in deinem Gehirn etabliert ist. In der Regel kannst du damit rechnen, dass es etwa einen Monat dauert, bis die Routine fest verankert ist.

Übe täglich.

Besonders wichtig ist es, dass du deine Praxis wirklich tagtäglich durchführst. Lässt du dazwischen immer wieder Tage aus, dauert es wesentlich länger, eine Routine aufzubauen, mit der du die Früchte deiner Praxis tagtäglich genießen kannst.

Regelmäßiges Üben und Geduld sind die Voraussetzungen für Erfolge im Yoga. Doch es geht nicht darum, den Körper zu verausgaben. Will eine Position überhaupt nicht gelingen, wechsle zur nächsten Übung oder zu einer einfacheren Variante.

Starte sofort.

Es hört sich vielleicht etwas eigenartig an, aber die meisten Ziele werden nicht erreicht, weil schlicht und einfach nicht damit begonnen wird, sie zu realisieren. Verpflichte dich deswegen dazu, heute noch die Yogamatte auszurollen, oder noch besser: Jetzt sofort! Hier gelten keine Ausreden, denn wenn du nicht sofort bereit bist zu beginnen, hast du eine tägliche Yogapraxis schlicht und einfach (noch) nicht weit genug oben auf deiner Prioritätenliste.

Mein Versprechen

Ich verspreche dir: Hast du es erst einmal geschafft, die obligatorischen 15 Minuten Yoga in deinen Alltag zu integrieren, fühlst du dich den ganzen Tag wohler in deiner Haut – und mit denen, die dir am Herzen liegen. Es ist wirklich einfacher, als du am Anfang vielleicht denken magst.

Der Weg

Im Folgenden findest du einige leicht verständliche Anleitungen, um eine für deine Bedürfnisse maßgeschneiderte tägliche Yogaroutine aufzubauen. du wirst überrascht sein, wie gut du dich schon nach wenigen Tagen fühlen wirst.

Ziel ist nicht das Meistern einer körperlichen Haltung,
sondern das tolle Gefühl,
das durch die körperliche Haltung erzeugt wird.

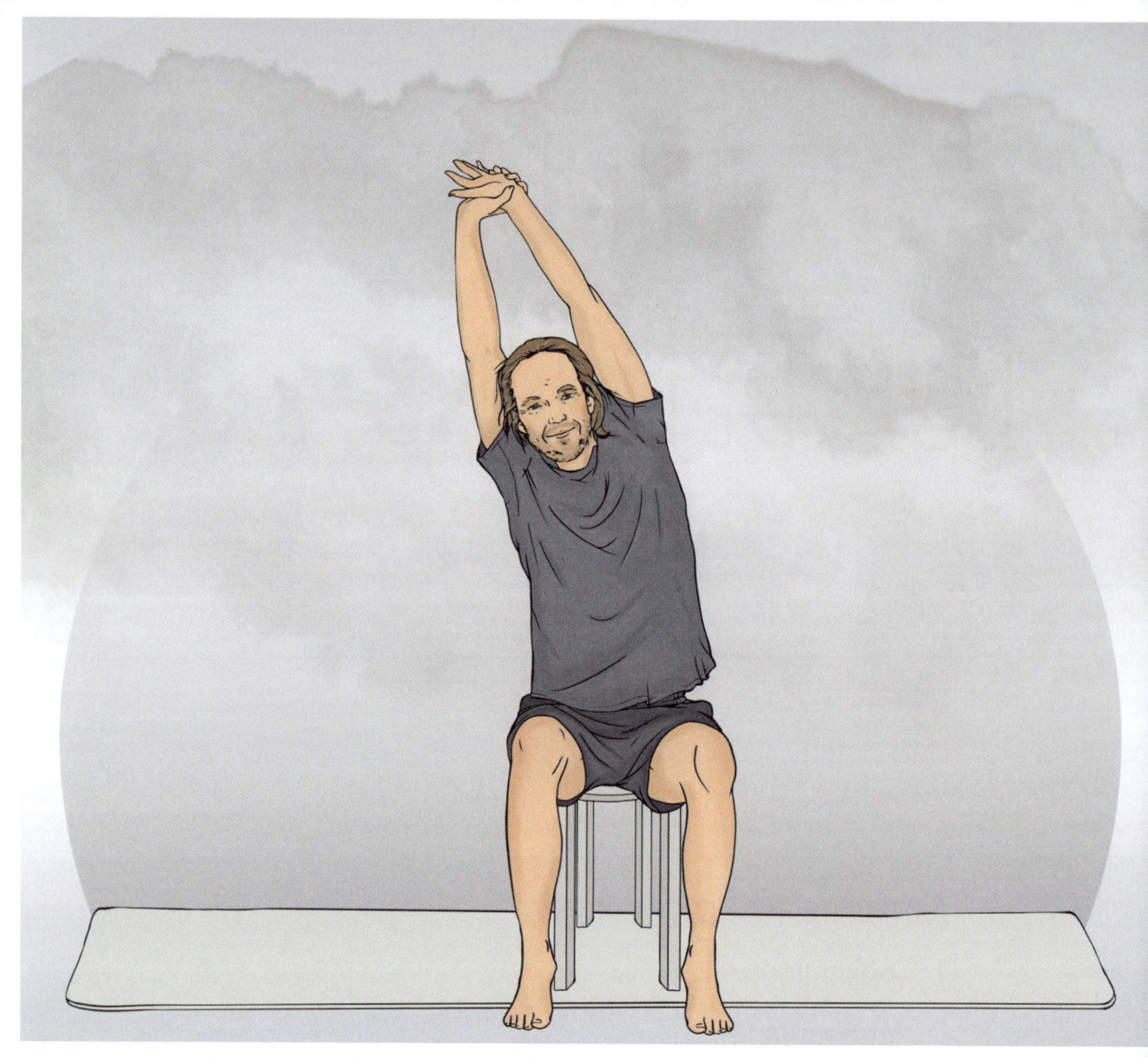

Die folgende Übungseinheit richtet sich
an absolute Yoga-Neulinge und
dient dazu, die Grundprinzipien deiner Körper-
und Atembeziehung zu erfahren.

15 MINUTEN FÜR DEN EINSTIEG

Aufbau deiner Übungseinheit:
1. Ankommen
2. Atmen im Sitzen
3. Atmen im Sitzen mit Heben und Senken der Arme
4. Seitbeuge im Sitzen
5. Drehung im Sitzen
6. Sitzender Adler
7. Nachspüren im Sitzen

1. Ankommen

>> Wir beginnen dort, wo wir gerade sind.

Der Weg des Yoga und seine heilende Kraft beginnen mit der Synchronisation von Atem und Bewegung.

Die Wirkung einer bewusst verlängerten Ein- und Ausatmung ist mit nichts anderem zu vergleichen: Die Körperhaltung (Asana) entsteht aus dem Atem. dein Verstand verbindet sich mit deinem gesamten Körper und wird so ruhiger und klarer. Der Stress fällt ab, und deine Energie kann wieder fließen. Die Bewegung führt dazu, dass deine Lebensenergie (Prana) durch das gesamte System bewegt wird und ein tiefes Wohlgefühl entstehen kann. Dadurch gewinnt dein ganzer Körper an Stärke und Flexibilität. deine Körperhaltung verbessert sich, und es steht dir mehr Energie zur Verfügung.

Der Atem gibt dir ein Verständnis für das Wechselspiel von Kontrolle und Hingabe. Indem wir uns auf das Spüren einlassen, statt dem kontrollierenden Verstand nachzugeben, kann der Körper loslassen und sich der Haltung viel leichter öffnen und hingeben. Wenn Atem und Körper koordiniert sind, sodass sie zu einer Einheit verschmelzen, fließt Energie in die Muskulatur. Dies verändert die Qualität des Yoga fundamental. Der richtige Umgang mit dem Atem bringt den Verstand zur Ruhe und Bewusstsein in den Körper. Dies ermöglicht eine entspannte und zentrierte Aufmerksamkeit gegenüber dem gesamten Organismus und kann darüber hinaus Energie in die verschiedensten Bereiche des Körpers lenken.

2.1 Atmen im Sitzen

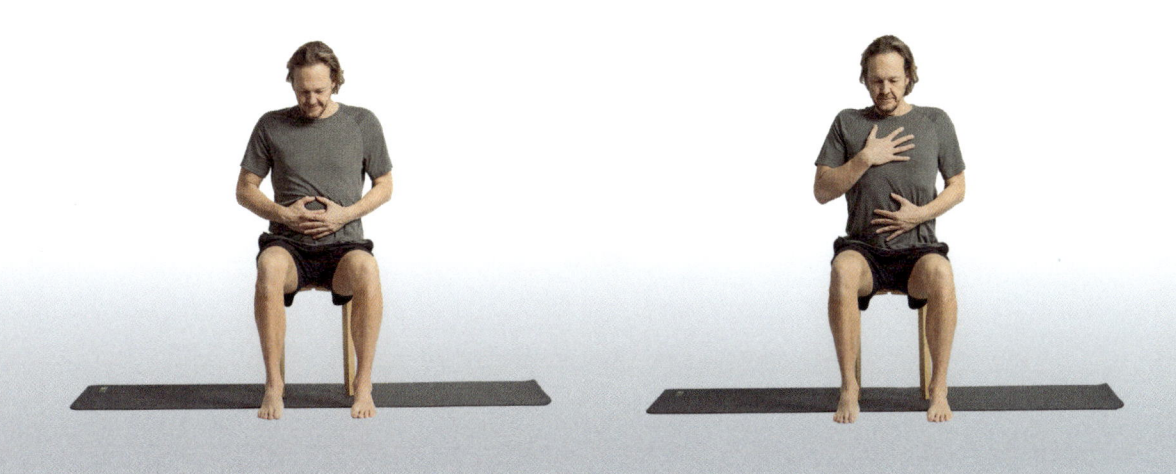

Bauchatmung

Sitze entspannt aufrecht. Lege die Hände auf den Bauch. Spüre bewusst den Atem im Bauch und beobachte, wie sich der Bauch mit der Einatmung hebt und mit der Ausatmung entspannt wieder zusammensinkt.

Bauch- und Brustatmung

Lege eine Hand auf die Brust und eine Hand auf den Bauch. Beginne die Einatmung im Brustkorb und atme erst danach in den Bauchraum. Ziehe den Bauch beim Ausatmen leicht in Richtung Wirbelsäule und halte ihn bei der nächsten Einatmung zunächst eingezogen. Schicke den Atem direkt in die Wirbelsäule. Spüre die Stabilität der Ausatmung und die nährende Kraft der Einatmung.

2.2 Atmen im Sitzen

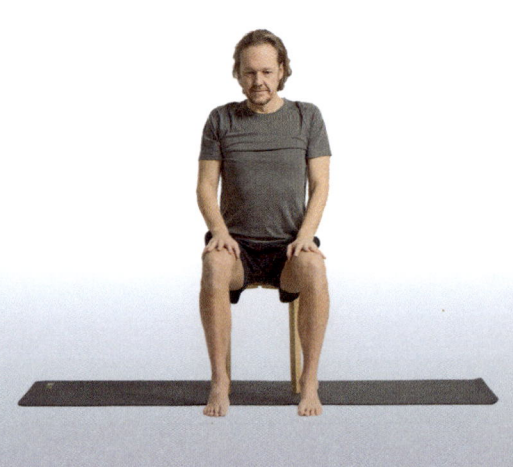

Ujjayi-Atem

Sitze bequem, aber mit aufgerichtetem Rücken auf einem Stuhl. Die Füße sind hüftbreit, die Schultern weich. Bring das Bewusstsein zum Atem. Verleihe der Ein- und Ausatmung dieselbe Länge und Intensität.

1. Öffne den Mund zunächst leicht und atme mit dem Reibelaut »Haah« geräuschvoll aus, als ob du einen Spiegel anhauchst.

2. Halte die Lippen dann geschlossen und atme nur durch die Nase. Lass die Luft dabei geräuschvoll, aber leicht wie das Rascheln der Blätter im Wind fließen. Verschließe dafür die Muskeln im Hals so, dass sich die Stimmritze verengt. Erlaube dir nach jeder Ausatmung eine kleine Pause, bis die Luft ganz von selbst wieder durch die Nase in den Körper strömt. Halte den Atem nicht gewaltsam an, sondern mache nur eine kurze, unangestrengte Pause. Wiederhole die Übung ein paar Mal. Beobachte in der Atempause ganz genau, was im Inneren passiert. Genieße mit jedem Atemzug das Gefühl, etwas entspannter und lebendiger zu werden.

» Führe diese Übung etwa fünf Minuten lang aus.

3. Atmen im Sitzen mit Heben und Senken der Arme

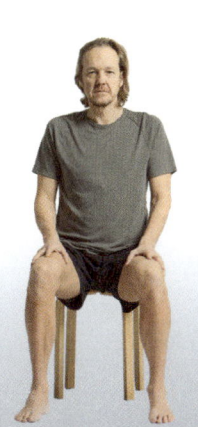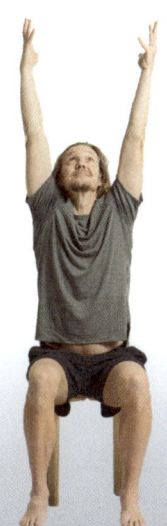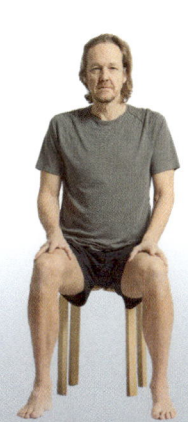

Sitze aufrecht und bequem.
Richte den Körper auf.

1. Einatmen, die Arme über den Kopf heben. Blick zu den Händen. Hände berühren sich.

2. Mit dem Ausatmen die Arme wieder senken.

» Wiederhole die Übung 4- bis 12-mal.

TIPP:
Denke daran: Der Atem umfasst die Bewegung des Körpers. Der Atem beginnt leicht vorher und endet kurz nach der Bewegung. Der Atem leitet die Bewegung ein.

» Yoga ist ein Prozess der körperlichen Integration von Körper, Atem und Denken. Dafür werden die Bewegungen des Körpers immer bewusst mit der Atmung verbunden und als dieselbe Bewegung gefühlt.

4. Seitbeuge im Sitzen

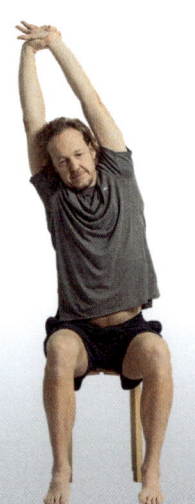 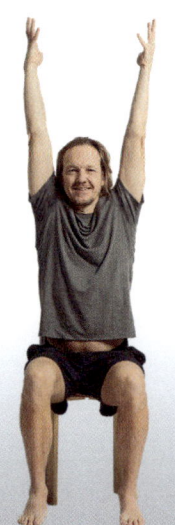 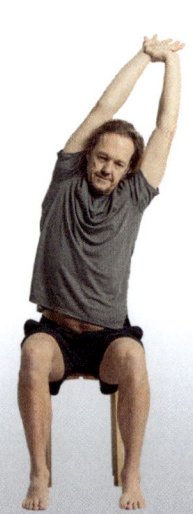

Sitze aufrecht und bequem.
Den Körper aufrichten.

1. Einatmen, den Körper aufrichten und die Arme über den Kopf heben. Die rechte Hand greift das linke Handgelenk, und du lehnst dich weit zur rechten Seite.

2. Ausatmen und den Oberkörper sowie die Arme zurück zur Mitte heben.

Auf der anderen Seite wiederholen.

» Wiederhole die Übung 4- bis 6-mal.

5. Drehung im Sitzen

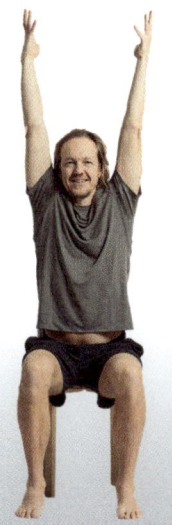 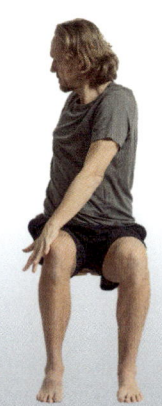 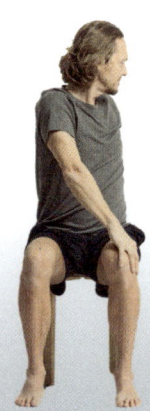

Sitze aufrecht und bequem.

1. Einatmen und den Körper aufrichten. Arme über den Kopf heben. Blick zu den Händen.

2. Ausatmen und den Oberkörper zur rechten Seite drehen. Die linke Hand ans rechte Knie.

Für 5–10 Atemzüge in der Drehung bleiben. Auf der anderen Seite wiederholen.

» Wiederhole die Übung 2- bis 4-mal.

6. Sitzender Adler

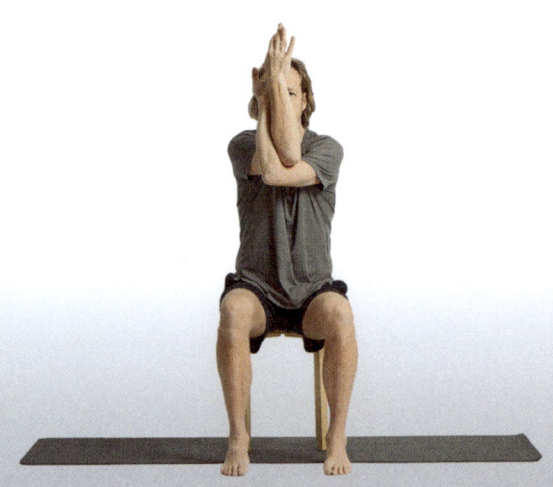

Sitze aufrecht und bequem.

1. Einatmen und den Körper aufrichten. Strecke dann den rechten Arm waagrecht nach vorne aus, die Handfläche zeigt nach oben. Strecke den linken Arm links nach außen, die Handfläche zeigt ebenfalls nach oben. Ruhig weiteratmen.

2. Führe nun den linken Arm unter dem rechten Arm durch, sodass die Oberarme einander berühren und die Handfläche des linken Arms nach rechts außen zeigt. Beuge den rechten Arm ab, sodass er senkrecht nach oben zeigt, und drehe die Handfläche nach links außen.

3. Die Handflächen zeigen weiterhin in entgegengesetzte Richtungen, während du deine Arme noch enger zusammenführst und versuchst, deine Handflächen aneinanderzulegen. Wenn das nicht möglich ist, lege die Handrücken aneinander oder den linken Handrücken an die Oberseite des rechten Arms.

4. Hebe die Arme dann so weit nach oben, dass der rechte Oberarm auf Höhe der Schultern ist. Die Schultern bleiben dabei entspannt und weit weg von den Ohren.

Auf der anderen Seite wiederholen

» Wiederhole die Übung 1- bis 2-mal.

>> Yoga ist Loslassen, sowohl körperlich als auch emotional. Wenn du irgendeine Schwierigkeit erlebst, lege eine Pause ein. Nur wenn der Yoga für dich persönlich korrekt gestaltet ist, dann wird Energie sofort spürbar sein. du wirst dich stärker und friedlicher fühlen, klarer und voller Energie sein.

7. Nachspüren im Sitzen

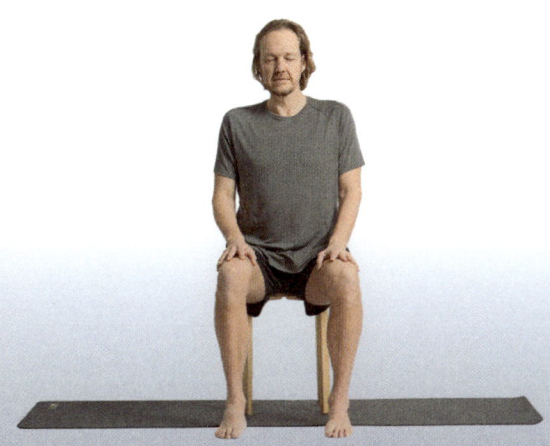

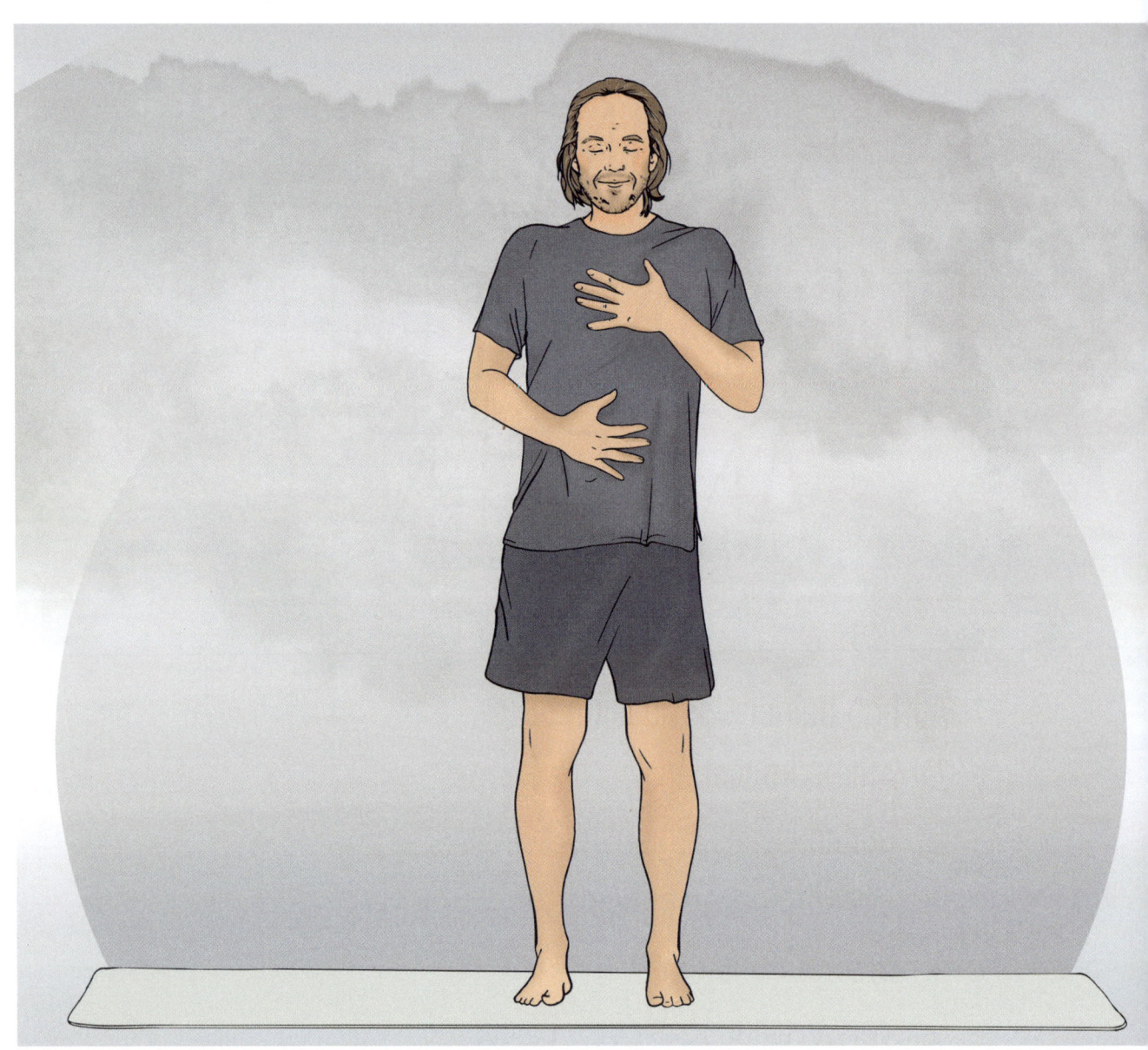

Alle, die möchten, können Yoga üben – alle können atmen.
Die folgende Übungsreihe hilft, Stabilität zu erfahren,
Spannungen abzubauen und Energie für den Tag zu tanken.

15 MINUTEN FÜR EINSTEIGER: ANREGEN

Aufbau deiner Übungseinheit:

1. Atmen im Stehen
2. Dynamisches Atmen im Stehen
3. Vorwärtsbeuge dynamisch
4. Dreieck dynamisch
5. Vorwärtsbeuge in der Grätsche
6. Beinheben im Liegen (dynamisch)
7. Schulterbrücke im Liegen (dynamisch)
8. Nachspüren im Liegen
9. Atemübung: Blasebalg-Atmung und Nachspüren im Sitzen

1. Atmen im Stehen

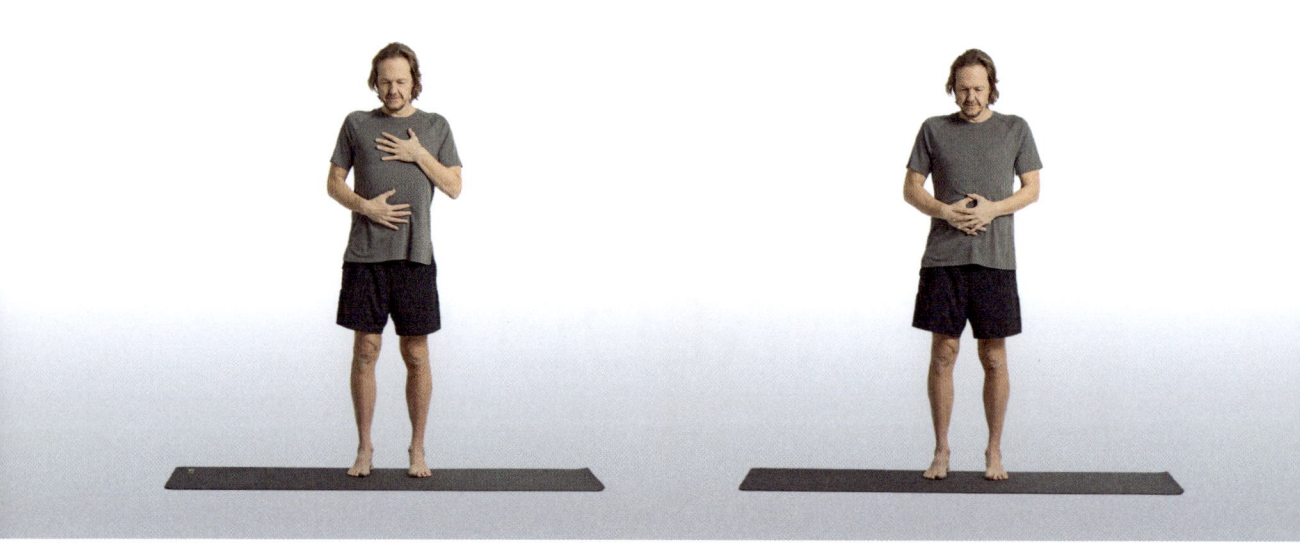

Atmen im Stehen

Stehe hüftbreit und stabil. Atme entspannt dabei in den Bauch.

Atmen im Stehen

Lege eine Hand auf die Brust und eine Hand auf den Bauch. Beginne die Einatmung oben im Brustkorb. Dehne den Brustkorb, ohne dabei auch den Bauch zu dehnen. Beim Ausatmen ziehe den Bauch leicht in Richtung Wirbelsäule und halte ihn bei der nächsten Einatmung eingezogen. Schick den Atem direkt in die Wirbelsäule. Spüre die Stabilität der Ausatmung und die nährende Kraft der Einatmung.

2. Dynamisches Atmen im Stehen

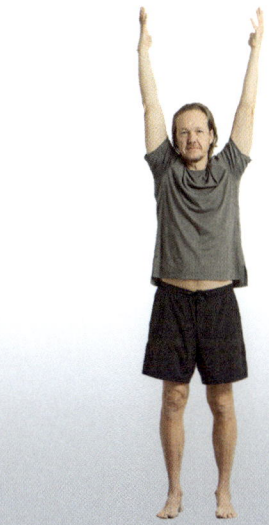 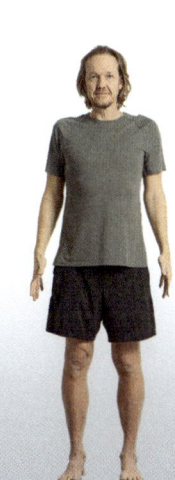 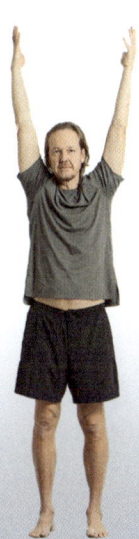

Stehe aufrecht.

1. Einatmen, den Körper aufrichten und Arme über den Kopf heben. Blick zu den Händen. Diese berühren sich.

2. Ausatmen und die Arme wieder senken.

» Wiederhole die Bewegung 4- bis 12-mal.

>> Die Berghaltung ist die Basis fast aller Yogahaltungen. Die Wirbelsäule wird gestreckt, die Beine werden stark. Wir erden den Körper und treten in eine stabile und bequeme Beziehung zur Erde. Körper und Verstand kommen zur Ruhe, und innere Balance entsteht.

3. Vorwärtsbeuge dynamisch

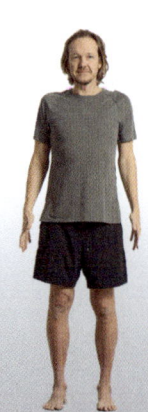 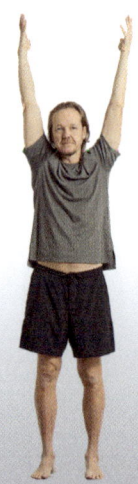 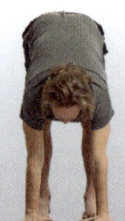

Stehe aufrecht und bequem.

1. Einatmen, den Körper aufrichten und die Arme über den Kopf heben. Blick zu den Händen. Diese berühren sich.

2. Ausatmen, nach vorne beugen und die ganzen Handflächen in den Boden pressen. Beine möglichst gestreckt halten. Die ganze Handfläche presst in den Boden. Das Gewicht mehr auf die Fußballen bringen. Der Nacken ist lang gestreckt. Der Kopf hängt locker und entspannt nach unten.

Für mindestens 5 bis 10 Atemzüge halten.

Aus der Haltung kommen: Einatmen, die Hände wieder nach oben über den Kopf heben. Ausatmen, Arme senken.

» Wiederhole die Bewegung 4- bis 12-mal.

TIPP
Halte die Knie weich, Hände gerne auf Fingerspitzen. Kopf und Nacken bleiben entspannt. Halte das Kinn an der Brust, bis ganz zum Ende. Die Augen folgen den Armen. Beim Einatmen heben die Arme den Körper hoch, nicht der Nacken. Die Kraft kommt aus der Basis, aus den Beinen.

» In der Vorwärtsbeuge wird die gesamte Rückseite des Körpers gestreckt, von den Beinen bis zum Nacken. Der Schwerpunkt der Dehnung liegt dabei auf dem Schultergürtel und der oberen Brustmuskulatur.

Mach es dir angenehm in deiner Praxis!
Akzeptiere, wo du bist, wer du bist,
lass die Anstrengung los und bleibe bei deinem Atem.
Die Yogapraxis besteht nicht aus dem Erreichen
zirkusreifer Körperverrenkungen. Sie ist eine einzigartige,
individuelle Erfahrung von Gesundheit, die für alle Menschen
in allen Situationen offen ist: Ein großer Genuss für
unser Körper-Geist-System und vollkommen natürlich.
Es gibt keinen schlechten Yoga.
Wenn dir etwas nicht guttut, ist es kein Yoga.

4. Dreieck (dynamisch)

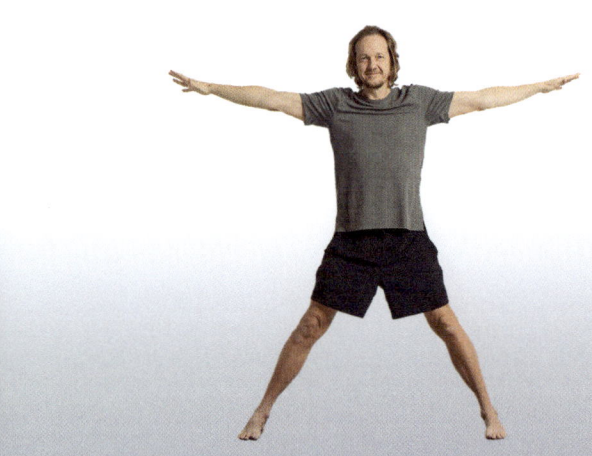 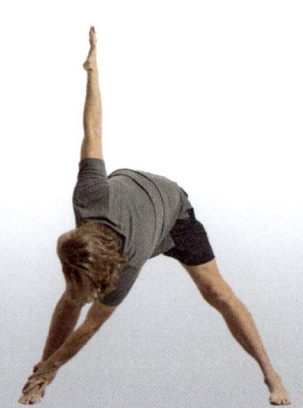

Stehe aufrecht und bequem in einer schulterbreiten Grätsche.

1. Einatmen, den Körper aufrichten und die Arme seitlich heben.

2. Ausatmen und kontrolliert nach vorne beugen, aus der Hüfte drehen und die linke Hand auf die Außenseite vom rechten Knöchel bringen.

3. Einatmen, mit geradem Rücken hoch und mit der Ausatmung zur anderen Seite nach unten kommen. Die rechte Hand zur Außenseite des linken Fußes bringen. Mit der Einatmung nach oben kommen und wieder zur anderen Seite drehen. Die Bewegung aus der Körpermitte führen. Nicht nach vorne fallen lassen, sondern mit Kraft arbeiten.

» Wiederhole die Drehung 4- bis 12-mal.

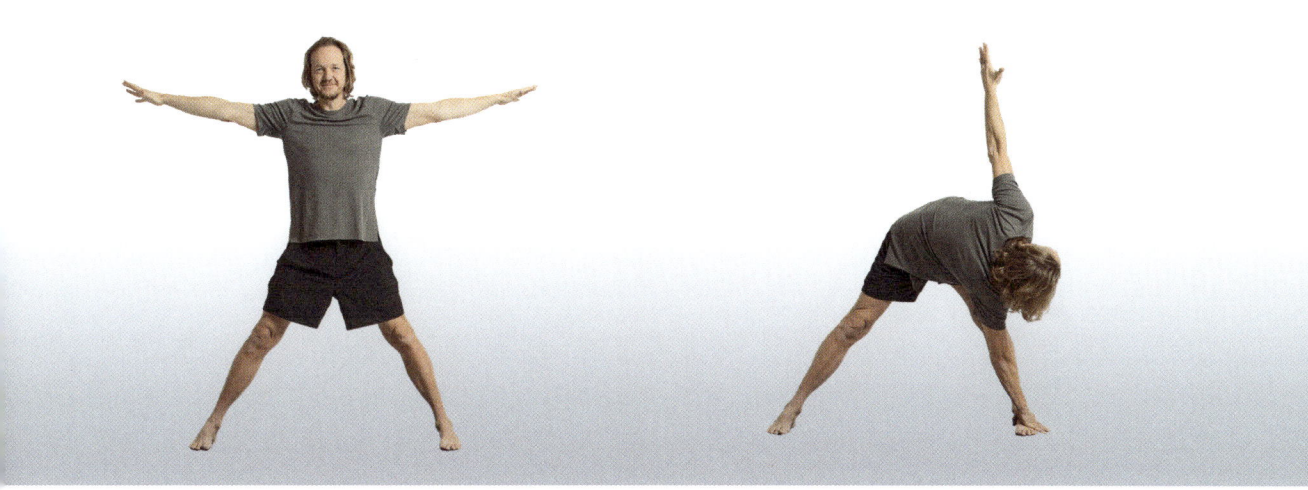

TIPP

Halte den Kopf in einer Linie mit dem Oberkörper und blicke in der Drehung in die obere Hand. Betone beim Ausatmen das Einziehen des Bauchs zur Wirbelsäule und drehe so noch etwas tiefer aus der Basis des Oberkörpers. Beim Ausatmen eine sanfte Kurve mit der Hand zum Boden beschreiben und auf ähnliche Weise hochkommen.

5. Vorwärtsbeuge in der Grätsche

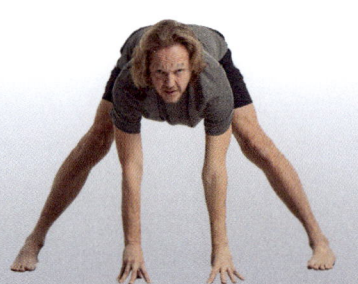 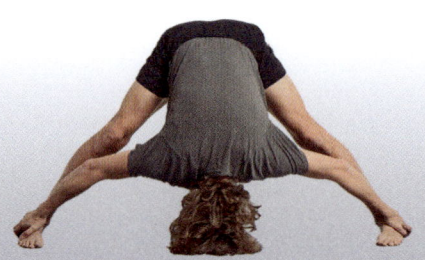

Stehe aufrecht und bequem in einer schulterbreiten Grätsche. Füße parallel, Zehen leicht eingedreht.

1. Einatmen, den Körper aufrichten und die Arme seitlich heben.

2. Ausatmen und nach vorne beugen.

3. Einatmen, Knie leicht beugen, Fingerspitzen an vorderen Mattenrand bringen, Blick nach vorne, Rücken lang.

4. Ausatmen, nach vorne beugen und die Knöchel greifen. Hier bleiben. Rücken gerade lassen, Beine strecken, versuchen, den Scheitel aufzustellen.

In der Vorwärtsbeuge 4–12 Atemzüge bleiben.

Aus der Haltung kommen: Einatmen, Hände in die Hüften, und mit geradem Rücken nach oben kommen.

>> Diese Haltung streckt die Körperrückseite, besonders die lange Muskulatur der Beine und des Rückens, dehnt und entspannt die Wirbelsäule sanft. In der Vorbeuge wird das Zwerchfell von der Schwerkraft vornübergezogen, was die Atmung begünstigt. Der Atem fließt in umgekehrter Richtung.

6. Beinheben im Liegen (dynamisch)

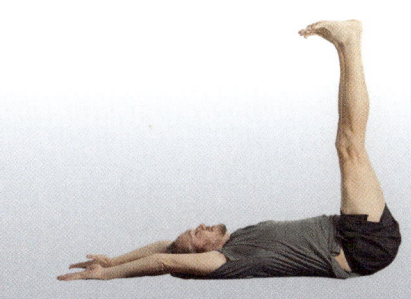

Auf dem Rücken liegen.

1. Einatmen, die Arme über den Kopf heben und die Beine nach oben strecken.

2. Ausatmen. Ziehe die Knie zur Brust und atme komplett aus.

3. Einatmen. Ziehe die Arme wieder über den Kopf und strecke die Beine nach oben.

4. Ausatmen. Ziehe die Knie zur Brust und atme komplett aus.

» Wiederhole den Bewegungszyklus 4- bis 12-mal dynamisch.

Danach kurz auf den Rücken legen und nachspüren.

TIPP
Bring die ganze Aufmerksamkeit auf den Atem. Der Atem umfasst die Bewegung des Körpers. Der Atem beginnt kurz vor und endet kurz nach der Bewegung. Lass den Atem die Bewegung einleiten.

» Bei der Ausatmung wird das Zwerchfell stimuliert, indem die Knie eng an den Rumpf gezogen werden: Die Ausatmung wird dadurch tiefer, und Verspannungen im unteren Rücken können sich lösen.

7. Schulterbrücke im Liegen (dynamisch)

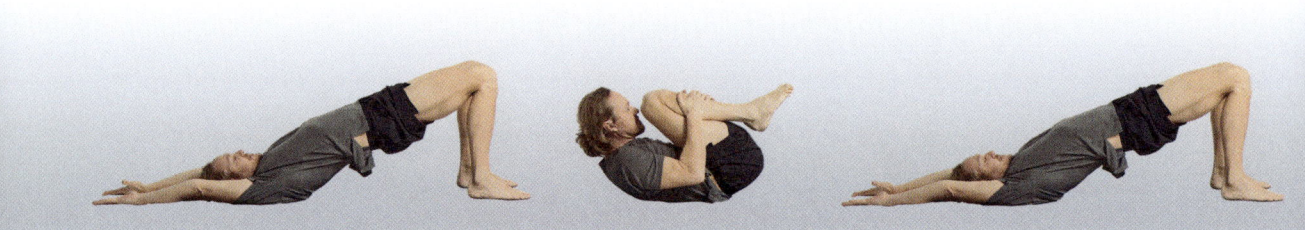

Schulterbrücke, Knie zur Brust

Auf dem Rücken liegen.

1. Atme ein, hebe die Arme über den Kopf und schiebe die Hüfte nach oben.

2. Atme aus, ziehe die Knie zur Brust und atme komplett aus.

3. Atme ein, hebe die Arme wieder über den Kopf und die Hüfte nach oben.

4. Atme aus, ziehe die Knie zur Brust und atme komplett aus.

   » Wiederhole den Bewegungszyklus 4- bis 12-mal dynamisch.

TIPP
Die dynamische Bewegung des Hebens und Senkens der Hüfte wird mittels Ein- und Ausatmung koordiniert und kann Verspannungen der Wirbelsäule sowie des Atemapparats lösen. Die Atempause nach der Einatmung bringt eine Fülle von Sauerstoff in die Lungen und weitet den Brustkorb.

» In der Schulterbrücke wird die Vorderseite des Körpers stark gedehnt. Dabei werden die Leisten gedehnt und vor allem die Wirbel in der Länge des Brustkorbs gestreckt. Gekräftigt werden die Muskeln des oberen und unteren Rückens, des Beckenbodens, des Lendenbereichs und der Beine. Der Nacken wird entstaucht und somit entspannt. Die Brustatmung wird gefördert, und die Laune verbessert sich.

8. Nachspüren im Liegen

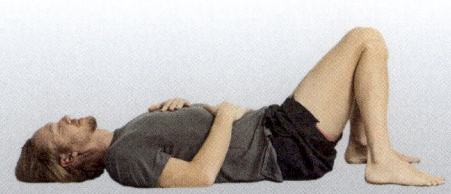

Füße mattenbreit aufstellen, Knie zusammen, Hände auf den Bauch, und einen Moment lang nachspüren.

9. Atemübung: Blasebalg-Atmung und Nachspüren im Sitzen

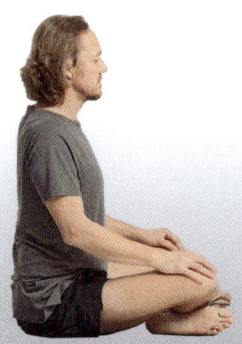

Sitze bequem und aufrecht und atme entspannt durch die Nase. Atme dann tief ein und fülle deinen Bauch mit Luft. Halte den Oberkörper gerade. Dein Bauch ist entspannt, damit er sich bequem ausdehnen kann.

1. Jetzt ziehe den Bauch kraftvoll ein. Durch diese Kontraktion wird die Luft aus der Nase herausgedrückt. Ist die Luft ausgestoßen, entspanne den Bauch, bis er sich wieder leicht ausdehnt. Die Luft wird von selbst zurück in deine Lungen fließen. Wiederhole das feste Anspannen deiner Bauchmuskulatur, um die Luft wieder hoch- und herauszupressen. Dies ist der Grundrhythmus.

2. Lass den Bauch immer wieder ganz weich werden. Du kannst sicher sein, dass das Ausstoßen optimal ist, wenn du dir vorstellst, dass du bei jeder Ausatmung kräftig die Nase putzt.

3. Nimm nach ca. zwanzig Stößen einen langen Atemzug durch die Nase und halte die Luft an, bis du einen starken Energiestoß fühlst. Atme dann durch die Nase aus.

4. Ein paar entspannte Atemzüge, und dann die nächste Runde beginnen.

Um den maximalen Nutzen aus dieser Übung zu ziehen, erweitere jeden Tag den Satz um zehn Ausatmungen, bis jeder Satz aus 100 Ausatmungen pro Minute besteht. Den Körper aufrichten. Einen bequemen aufrechten Sitz wählen. Die Augen für einen Moment schließen und für kurze Zeit still sitzen.

>> Kapalabhati ist die yogische Stoßatmung und heißt übersetzt »Schädelleuchten«. Energetisch gesehen aktiviert Kapalabhati das Sonnengeflecht (Solarplexus = Geflecht von Nervenfasern). Die Energie steigt in den Nervenbahnen entlang der Wirbelsäule hoch zum Kopf und strahlt von dort aus: Sie »leuchtet« also. Stoßatmung bedeutet, dass nur die Ausatmung aktiv ist. Die Einatmung geschieht passiv. Mithilfe der Bauchmuskulatur wird die gesamte Luft kräftig herausgestoßen. Im Brustraum ist keine Bewegung, weil keine Luft einströmt. Die Bewegung findet nur im Bauchraum unterhalb des Nabels statt. Nach der Ausatmung werden die Bauchmuskeln entspannt. Die Einatmung beziehungsweise das passive Einströmen der Luft geschieht automatisch – wie bei einem Blasebalg. Dabei ist die aktive Ausatmung etwa doppelt so schnell wie die passive Einatmung.

Kapalabhati wirkt sowohl auf den physischen Körper als auch auf das feinstoffliche Energiesystem. Auf der physischen Ebene wird Restluft aus den Lungen entschlackt, und Toxine werden gelöst. Das Zwerchfell wird gestärkt, was dabei hilft, Fettpolster in der Bauchdecke abzubauen. Das sympathische Nervensystem wird beruhigt, das Blut mit Sauerstoff angefüllt. Die Zellen eliminieren Kohlendioxid und ersetzen sie durch Sauerstoff. Die Zellaktivität steigt, du fühlst dich lebendiger.

Es ist auch eine tolle Übung, falls du mit dem Rauchen aufhören möchtest. Führe sie immer dann aus, wenn du den Drang nach einer Zigarette verspürt.

Beginne mit 10–20 Ausatmungen. Baue dann bis 50 Ausatmungen auf, später bis 100.

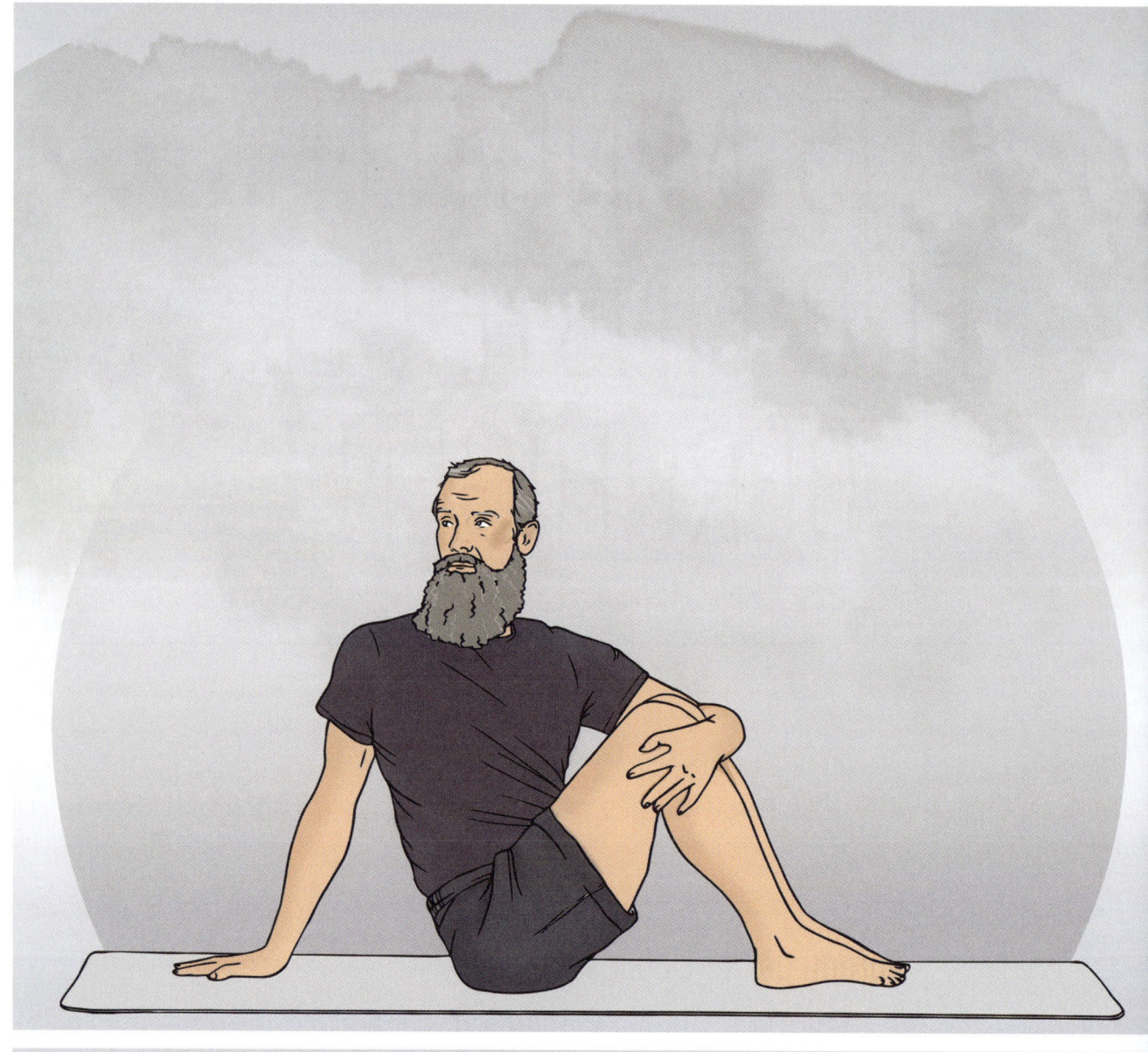

Yoga ist so vieles und doch eins: Es ist Bewegung sowie Verbindung mit dem Atmen und der Körperlichkeit. Auch die Meditation gehört dazu: So kommst du in einen ruhigen Fluss, bei dem dein Kopf abschaltet. Die folgende Übungsreihe unterstützt dich dabei, am späteren Nachmittag oder Abend zur Ruhe zu kommen.

15 Minuten für Einsteiger: Beruhigen

Aufbau deiner Übungseinheit:

1. Vierfüßlerstand, Kindhaltung und Katze
2. Sich zum Himmel strecken
3. Halbe Kerze, Arme über dem Kopf, Brücke
4. Nachspüren im Liegen
5. Wechselatmung *(Nadi Shodana)*
6. Ausruhen

1. Vierfüßlerstand, Kindhaltung und Katze

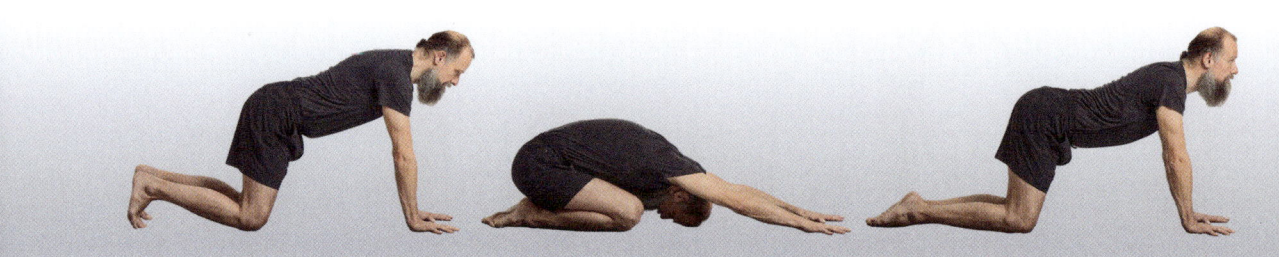

Komm auf Händen und Knien in den Vierfüßlerstand.

1. Ausatmen, schieb dich zurück in die Kindhaltung.

2. Einatmen, wieder vor in den Vierfüßler, das Becken kippen, den Kopf heben, nach oben schauen und den Brustkorb dehnen.

3. Ausatmen, wieder zurück in die Kindhaltung schieben.

» Wiederhole die Bewegung 4- bis 12-mal dynamisch.

Kurz in der Kindhaltung nachspüren.

TIPP
Während aller folgenden Übungen die Bauchmuskulatur (Bauch leicht einziehen) und den Beckenboden (als ob man den Urinstrahl unterbricht) leicht anspannen.

» Die Haltung des Kindes entspannt Rücken und Bauch und versorgt das Gehirn mit frischem Blut. Das Nervensystem wird beruhigt und die Aufmerksamkeit nach innen gelenkt: eine universelle, ebenso spielerische und demütige Geste.

» Die Haltung der Katze mobilisiert die Wirbelsäule und dehnt ausgehend von einer Kippbewegung des Beckens die gesamte Vorderseite des Körpers. Brustwirbelsäule und Brustkorb werden beweglicher und der Schultergürtel gelockert.

2. Sich zum Himmel strecken

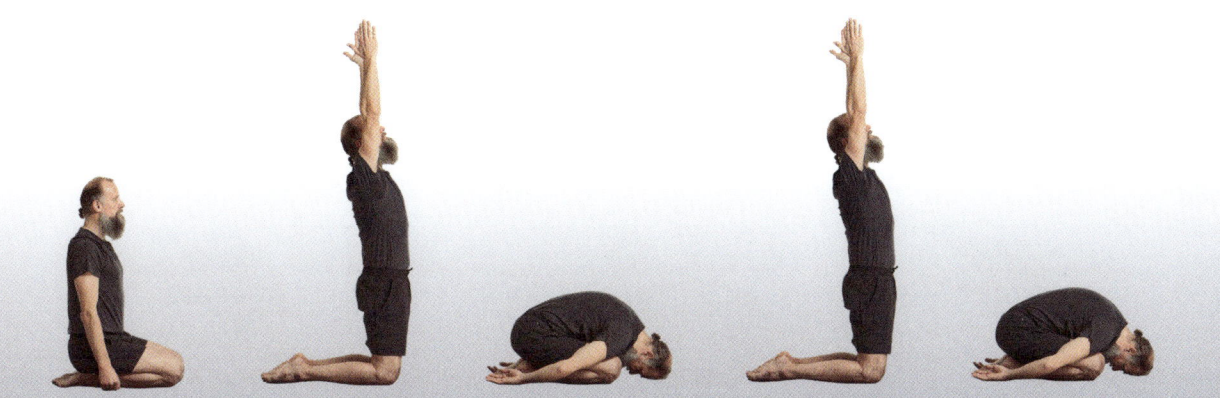

Vinyasa: **Knien – Arme heben – Kindstellung**

Auf den Knien sitzen. Der Rücken ist aufrecht.

1. Einatmen, aufrichten und die Arme seitlich in einem Bogen über den Kopf heben. Der Atem führt die Bewegung. Blick nach oben zu den Händen.

2. Ausatmen, aus der Hüfte nach vorne beugen und dich zurück in die Kindhaltung schieben. Bauch einziehen und Arme nach hinten.

3. Einatmen, die Arme seitlich in einem Bogen über den Kopf heben und von der Kraft des Atems auf den Knien wieder zur vollen Größe aufrichten.

4. Ausatmen, wieder zurück in die Kindhaltung.

» Die Bewegung 4- bis 12-mal dynamisch wiederholen.

Für einen Moment in der Kindhaltung nachspüren.

3. Halbe Kerze, Arme über Kopf, Brücke

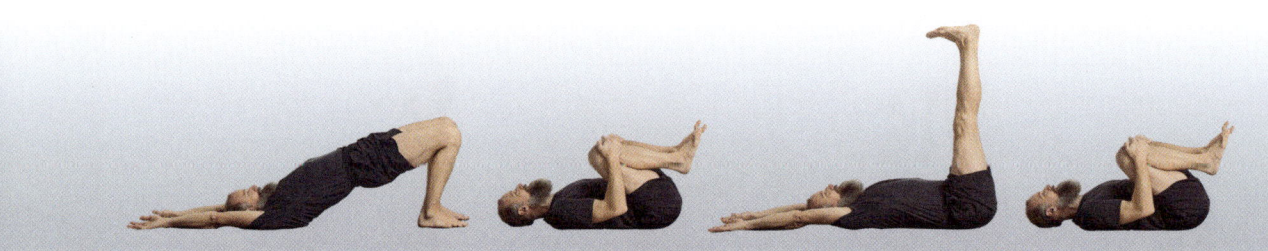

Dynamische Schulterbrücke

Auf dem Rücken liegen.

1. *Einatmen:* Hebe die Arme über den Kopf und schiebe die Hüfte nach oben.

2. *Ausatmen:* Ziehe die Knie zur Brust und atme komplett aus.

3. *Einatmen:* Die Arme wieder über den Kopf und die Hüfte nach oben heben.

4. *Ausatmen:* Ziehe die Knie zur Brust und atme komplett aus.

» Die Bewegung 4- bis 12-mal dynamisch wiederholen.

Auf dem Rücken ausruhen, bis der Atem wieder ruhig fließt. Dann (eventuell) Wechselatmung, stilles Nachspüren und Ausruhen.

Erinnerung: Yoga ist eine einzigartige, individuelle Erfahrung von Lebendigkeit. Ein großer Genuss für den Körper und für den Verstand. Und es ist ein völlig natürlicher Zustand. Denke immer daran: Es gibt keinen schlechten Yoga. Wenn eine Bewegung nicht guttut, ist es kein Yoga.

4. Nachspüren im Liegen

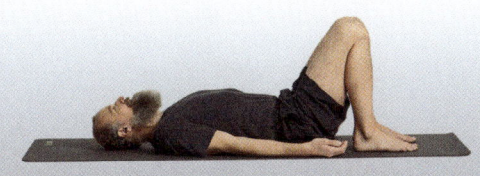

5. Wechselatmung *(Nadi Shodana)*

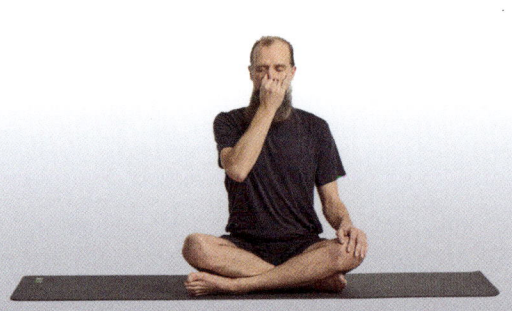

Sitze bequem mit gekreuzten Beinen. Daumen und Zeigefinger berühren sich. Die Arme sind gestreckt, die Handflächen zeigen nach oben. Das Kinn ist leicht gesenkt, der Bauch stabil.

1. Bring die linke Hand ins Chin-Mudra, das heißt, dass sich Zeigefinger und Daumen der linken Hand berühren. Die rechte Hand ist im Vishnu-Mudra: Zeige- und Mittelfinger der rechten Hand beugen, Ringfinger und kleinen Finger ausstrecken.

2. Lege dann die Finger locker an die oberen Nasenflügel – dorthin, wo das Harte, Knochige langsam in das Weiche der Nasenlöcher übergeht. Die rechte Hand dort halten und durch beide Nasenlöcher einatmen.

3. Verschließe dann mit dem Daumen das rechte Nasenloch und atme durch das linke aus. Durch das linke Nasenloch einatmen, danach mit dem kleinen und dem Ringfinger das linke Nasenloch verschließen und rechts ausatmen. Rechts einatmen, danach das rechte Nasenloch verschließen, links ausatmen. Das war eine Runde.

4. Um fortzusetzen, wieder das rechte Nasenloch verschließen und links einatmen. Diese Übung etwa 12 Runden wiederholen.

Immer durch ein Nasenloch ein- und über das andere Nasenloch ausatmen. Dabei ist das Kinn leicht gesenkt, die Konzentration auf dem Brustraum und die Bauchdecke fest. Der Atem fließt über die Nasenlöcher nach oben in den Brustkorb. Atme schließlich durch das linke Nasenloch aus, senke deine Hand und verweile für einen Moment in stiller Wahrnehmung deiner Klarheit und Achtsamkeit. Danach mit einer Ausatmung sanft die Augen wieder öffnen und kurz auf dem Rücken ausruhen.

>> Durch die Wechselatmung entsteht ein ausgewogener Energiefluss im Körper. Die Aktivität in beiden Gehirnhälften wird ausgeglichen. Es entsteht ein Gefühl des Friedens und der Klarheit.

6. Ausruhen

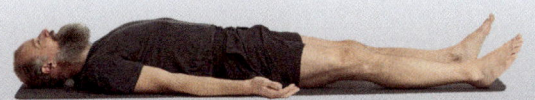

Auf den Rücken legen. Eventuell eine Decke rollen und diese unter die Kniekehlen legen. Eventuell eine zusammengefaltete Decke unter den Kopf legen. Dies hilft dem Nacken, besser zu entspannen. Die Füße hüftbreit auseinander. Füße und Beine fallen ganz natürlich nach außen. Die Schulterblätter schmelzen in den Boden, die Arme liegen lang neben dem Körper. Die Handflächen zeigen als Geste der Hingabe und Offenheit nach oben. Die Augen schließen oder ein kleines Kissen über die Augen legen. Gib deinen Körper ganz der Entspannung hin.

Innerlich wiederholen: Zehen entspannen, Füße entspannen, Beine entspannen, Hüften entspannen, Gesäß entspannen, unteren Rücken entspannen, mittleren Rücken entspannen, oberen Rücken entspannen, Bauch entspannen, Brustkorb entspannen, Finger entspannen, Hände entspannen, Arme entspannen, Schultern entspannen, Schulterblätter entspannen, Nacken entspannen, Gesicht entspannen, Mund entspannen, Zunge entspannen, Kiefer entspannen, Lippen entspannen, Wangen entspannen, Nase entspannen, Augen entspannen, Stirn entspannen, Kopfhaut entspannen. Der ganze Körper ist entspannt. Mit jedem Augenblick, der vergeht, wirst du ruhiger und gelassener.

Für mindestens 10 Minuten still liegen.

Beginne die Zehen und Finger langsam zu bewegen und die Atmung zu vertiefen. Arme weit über den Kopf strecken. Knie anbeugen und auf die rechte Seite rollen. Kurz hier auf der Seite liegen bleiben. Kuschle dich zusammen wie ein Baby und genieße. Bleib ganz weich, und eine tiefe Wärme wird dich durchströmen. Spüre die Geborgenheit und die Vertrautheit mit deinem Körper. Nimm wahr, dass du komplett versorgt bist. Und lass jeden Zweifel los, dass irgendetwas mit dir nicht stimmt.

>> In der Entspannung werden Körper und Geist beruhigt und revitalisiert. Die Aufmerksamkeit der Sinnesorgane wird nach innen gelenkt.

Yoga befreit dich
aus der Umklammerung der Rastlosigkeit,
der Erschöpfung und der Übererregung.

Entspanne dich in dein warmes und leichtes Herz.
Und lass dein Herz tiefe Dankbarkeit und Wohlwollen
allen Lebewesen gegenüber ausstrahlen.

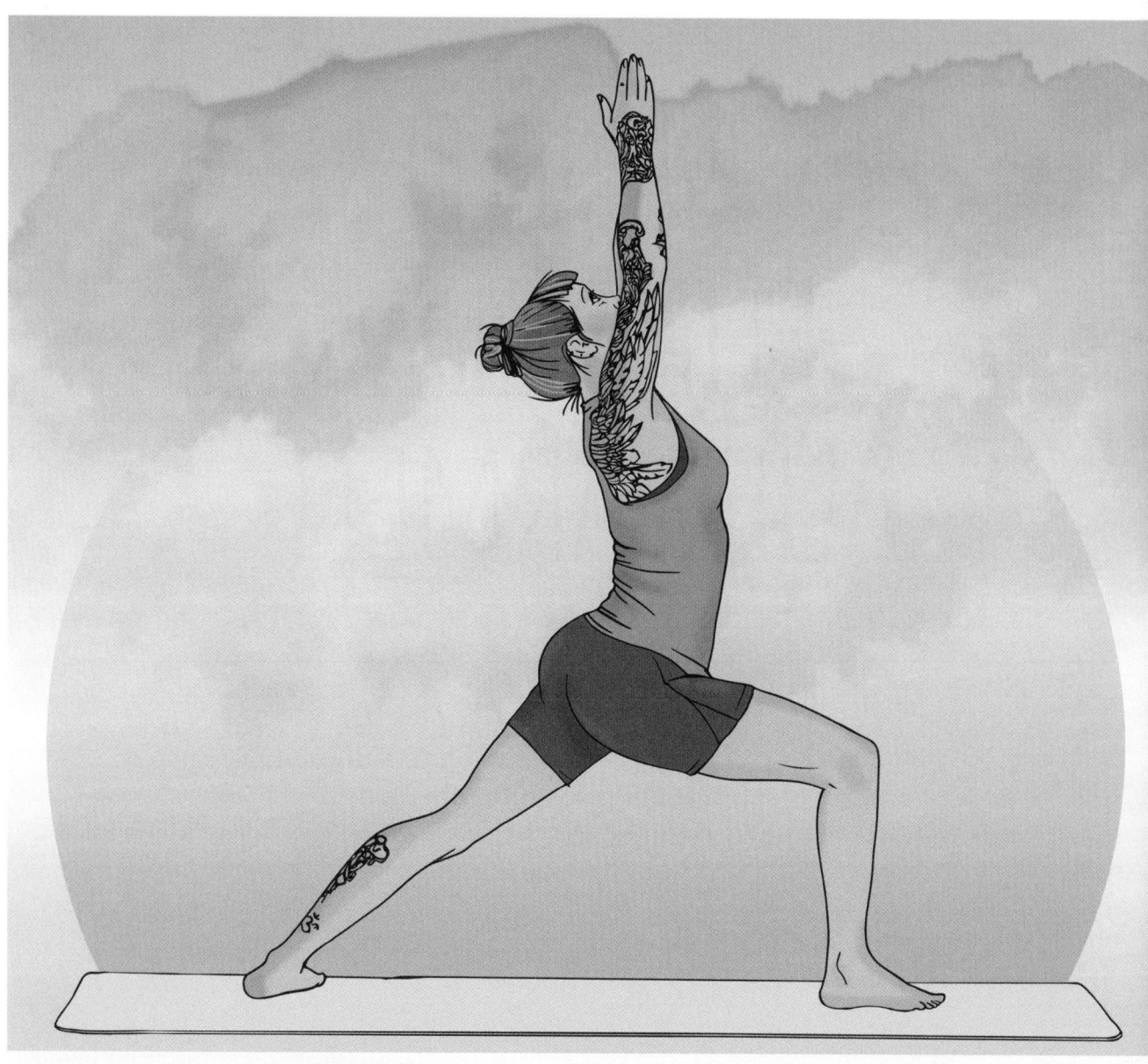

Finde die Essenz des Ashtanga Yoga
in der Praxis von Surya Namaskara.

15 MINUTEN FÜR ALLE: AUFWÄRMEN

1. Sonnengruß Ashtanga A
2. Sonnengruß Ashtanga B

Surya bedeutet Sonne. *Namaskara* ist ein Gruß der Ehre und des Respekts vor der Göttlichkeit, die in allen von uns gegenwärtig ist.

Surya Namaskar, der yogische Gruß an die Sonne, weckt den ganzen Körper auf, erhitzt ihn und ist damit die ideale Vorbereitung für die Yogapraxis. Er symbolisiert die perfekte Balance zwischen Anstrengung und Hingabe, Zusammenziehen und Ausweiten, Bewegung und Stille.

Im Folgenden beschreiben wir zwei Sonnengruß-Varianten aus dem Ashtanga Yoga. Viele Übende betrachten diese Sonnengrußvarianten als das Fundament der Ashtanga-Yogapraxis. Die dynamische Verschmelzung von Atem und Bewegung *(Vinyasa)* kann hier besonders intensiv erlebt werden.

Das harmonische Zusammenspiel von Atem und Bewegung erzeugt eine Balance aus Anmut und Kraft, die sowohl unmittelbar im Körper als auch in tieferen Schichten des Bewusstseins spürbar wird.

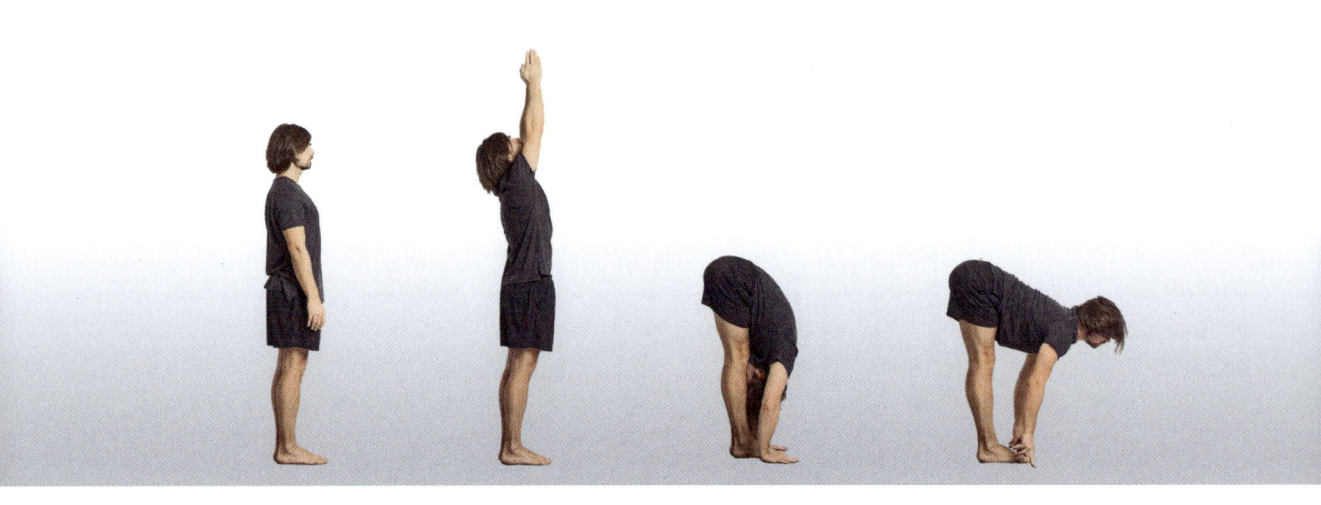
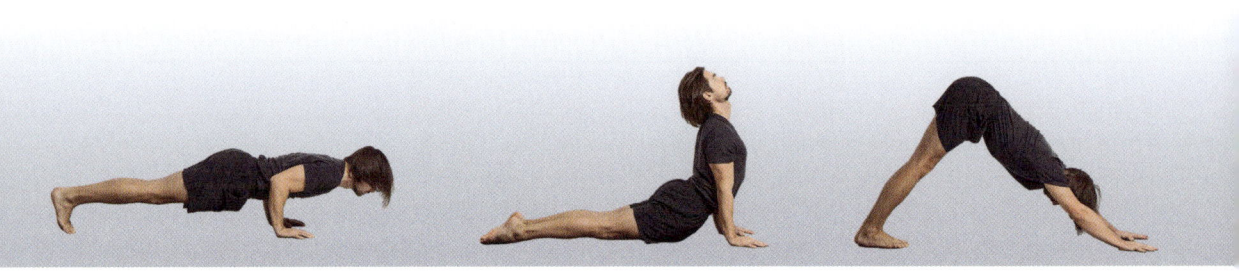
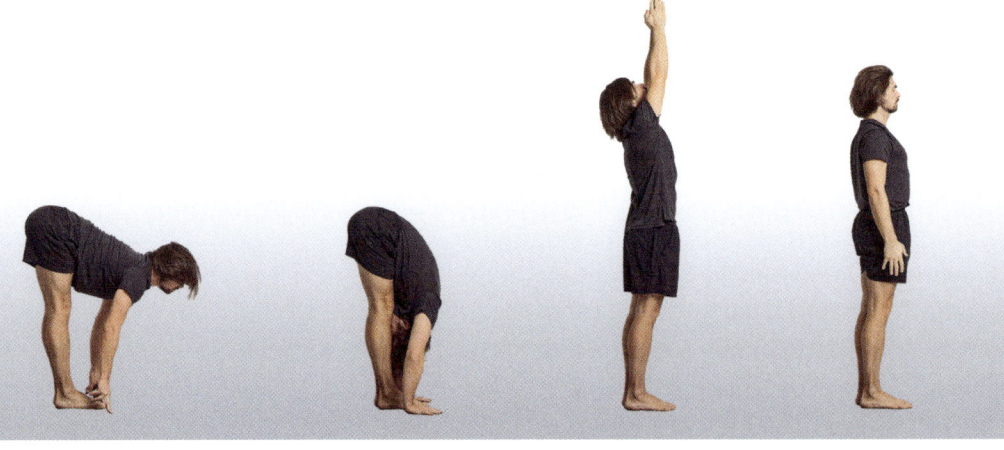

Sonnengruß Ashtanga A

Beachte: Die folgenden zwei Sequenzen richten sich an Yogis mit Vorerfahrung.
Du hast also bereits mindestens einen Einsteiger-Yogakurs besucht und übst seit einiger Zeit regelmäßig unter Anleitung oder alleine. Die klassischen Yogahaltungen sind dir vertraut.

1. *Tadasana.* Füße zusammen, Zehen aktiv, Gewicht gleichmäßig über die Füßen verteilt, Oberschenkel und Bauch fest, Schultern zurückgerollt, Hände an den Seiten, Kinn parallel zum Boden.

2. Einatmen – *Urdhva Hastasana*
Arme über den Kopf heben, Handflächen zusammen und zu den Daumen schauen.

3. Ausatmen – *Utanasana*
Nach vorne beugen, die Beine strecken und die Hände zum Boden.

4. Einatmen – *Ardha Utanasana*
Wirbelsäule verlängern, nach vorne schauen, Schultern öffnen.

5. Ausatmen – *Chaturanga Dandasana*
Spring oder laufe zurück, beuge die Ellbogen und halte sie an den Flanken. Den Körper langsam senken.

6. Einatmen – *Urdhva Mukha Svanasana*
Über die Zehen rollen, die Brust und Hüfte anheben. Die Schultern dehnen und nach oben schauen.

7. Ausatmen – *Adho Mukha Svanasana*
Die Zehen aufstellen, die Hüften zurückschieben, Schultern weg von den Ohren und zum Nabel schauen. 5 Atemzüge so bleiben.

8. Einatmen – *Urdhva Utanasana*
Nach vorne laufen oder springen, Wirbelsäule verlängern, nach vorne schauen, Schultern dehnen.
(siehe Schritt 4)

9. Ausatmen – *Utanasana*
Nach vorne beugen, die Beine strecken und die Hände zum Boden.
(siehe Schritt 3)

10. Einatmen – *Urdhva Hastasana*
Arme über den Kopf heben, Handflächen zusammen und zu den Daumen schauen.
(siehe Schritt 2)

11. Ausatmen – *Samasthiti*
Beine strecken und Arme neben dem Körper.

>> Weltweit beginnen Ashtanga-Yogis ihre Praxis mit dem Sonnengruß. Richtig praktiziert schenkt der Sonnengruß körperliche und geistige Gesundheit sowie Stärke.

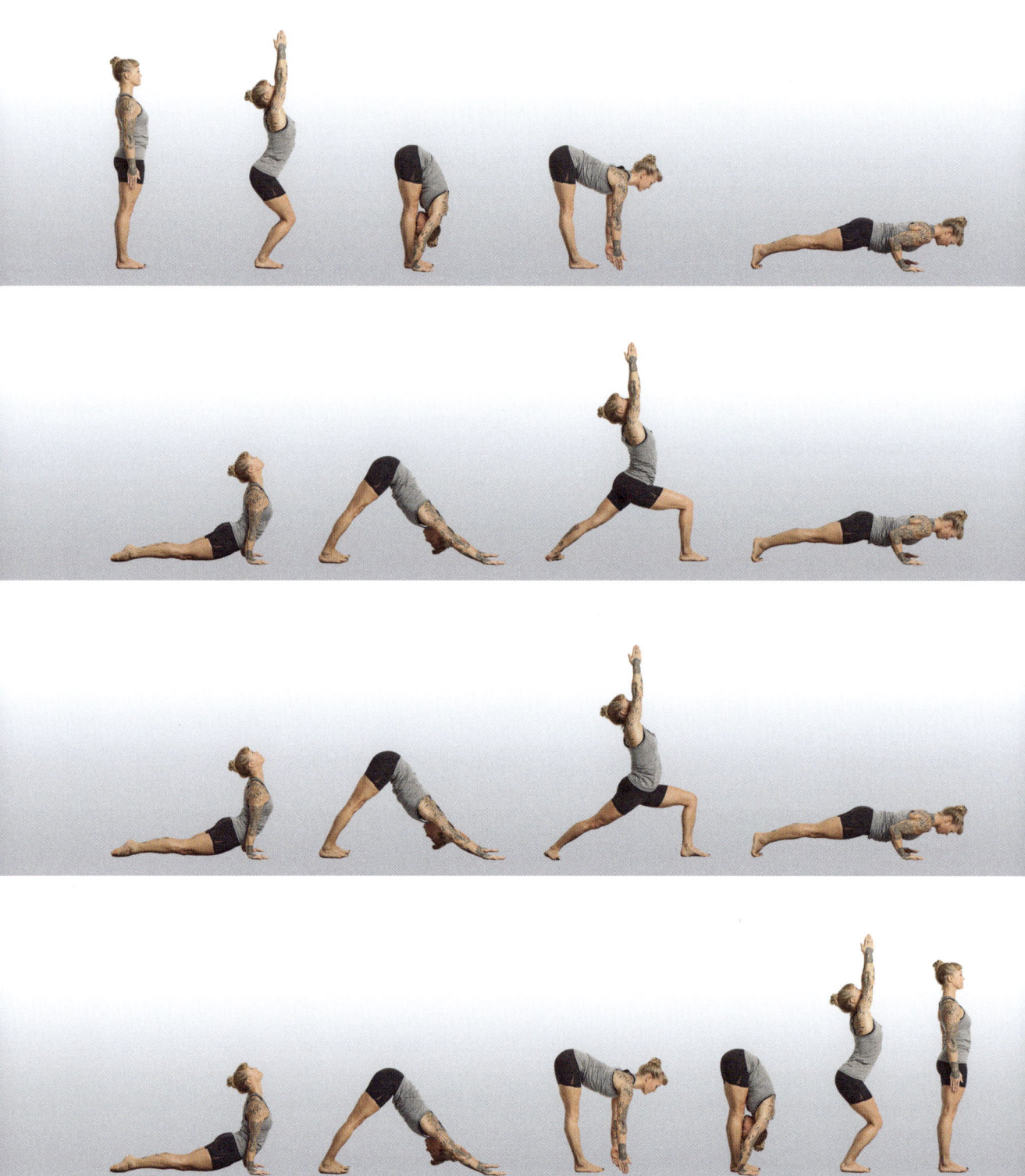

Sonnengruß Ashtanga B

1. Füße zusammen, Zehen aktiv, Gewicht gleichmäßig verteilt, Oberschenkel und Bauch fest, Schultern zurückgerollt, Hände an den Seiten, Kinn parallel zum Boden.

2. Einatmen – *Utkatasana*
Knie beugen, Arme über den Kopf heben, die Handflächen zusammenführen und zu den Daumen schauen.

3. Ausatmen – *Utanasana*
Nach vorne beugen, die Beine strecken und die Hände zum Boden.

4. Einatmen – *Ardha Utanasana*
Wirbelsäule verlängern, nach vorne schauen, Schultern dehnen.

5. Ausatmen – *Chaturanga Dandasana*
Springe oder lauf zurück, beuge die Ellbogen und halte sie an den Flanken. Den Körper langsam senken.

6. Einatmen – *Urdvah Mukha Svanasana*
Über die Zehen rollen. Brust und Hüfte anheben. Die Schultern dehnen und nach oben schauen.

7. Ausatmen – *Adho Mukha Svanasana*
Die Zehen aufstellen, die Hüften zurückschieben.

8. Einatmen – *Virabhadrasana I*
Den linken Fuß seitlich aufsetzen, den rechten Fuß zwischen den Händen nach vorne bringen, die Arme und den Oberkörper nach oben heben, die Handflächen zusammenhalten und zu den Daumen schauen. Das linke Bein strecken und fest gegen den Boden drücken.

9. Ausatmen – *Chaturanga Dandasana*
Die Handflächen zu beiden Seiten des rechten Fußes auf den Boden bringen, den rechten Fuß zurücknehmen und zum Boden kommen.

10. Einatmen – *Urdhva Mukha Svanasana*

11. Ausatmen – *Adho Mukha Svanasana*

12. Einatmen – *Virabhadrasana I*
Den rechten Fuß seitlich aufsetzen, den linken Fuß zwischen die Hände nach vorne bringen. Arme und Oberkörper nach oben heben, die Handflächen zusammenhalten und zu den Daumen schauen. Das rechte Bein strecken und fest gegen den Boden drücken.

13. Ausatmen – *Chaturanga Dandasana*

14. Einatmen – *Urdhva Mukha Svanasana*

15. Ausatmen – *Adho Mukha Svanasana*

16. Einatmen – *Ardha Utanasana*
Nach vorne laufen oder springen, Wirbelsäule verlängern, nach vorne schauen.

17. Ausatmen – *Utanasana*

18. Einatmen – *Utkatasana*

19. Ausatmen – *Samasthiti*

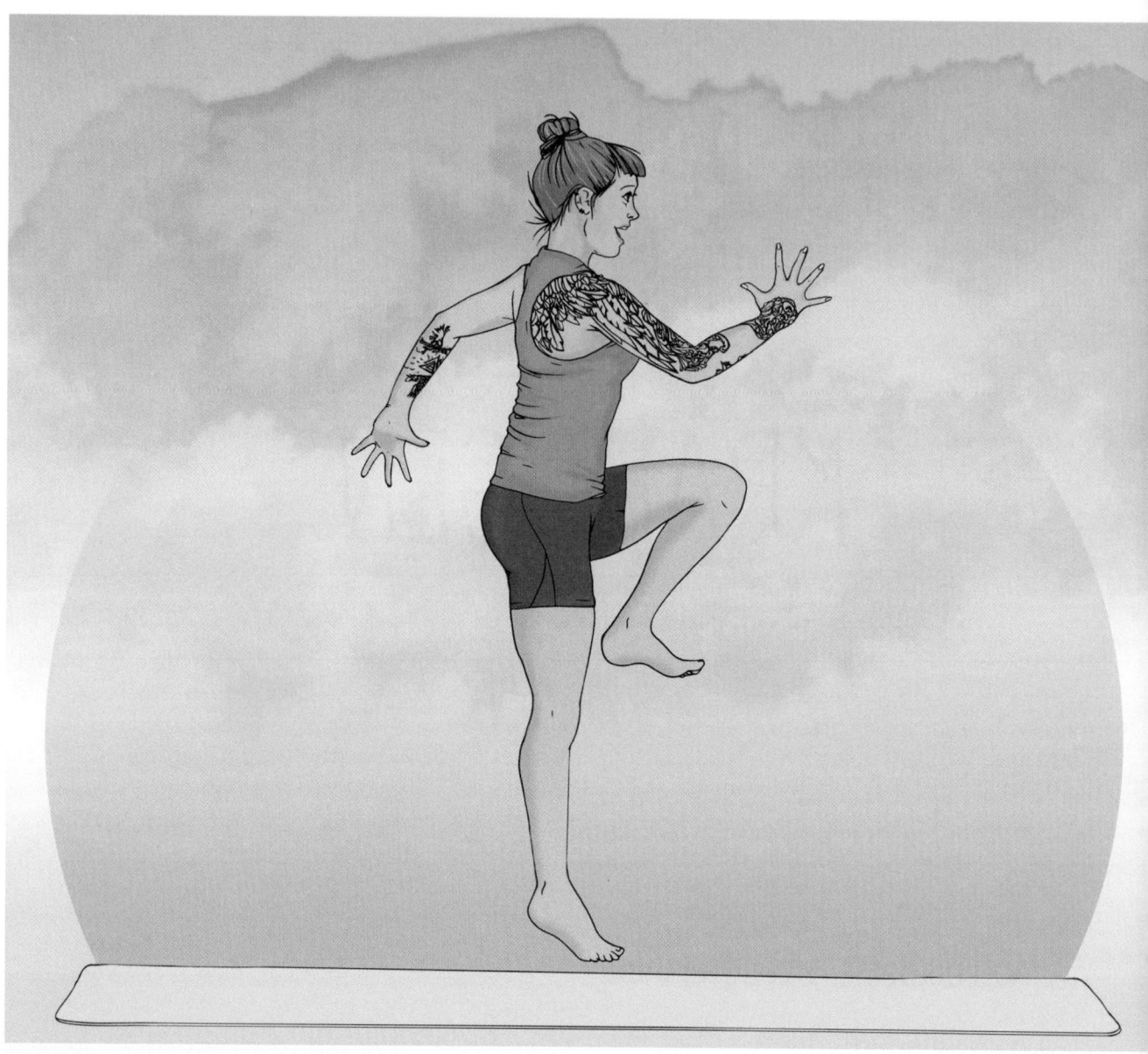

Das 7-Minuten-Work-out ist extrem effizient und schweißtreibend.
Deshalb reicht die kurze Trainingszeit völlig aus,
um Muskeln aufzubauen und Fett schmelzen zu lassen.

15 MINUTEN FÜR ALLE: KRÄFTIGEN

Aufbau deiner Übungseinheit:

1. Hampelmann
2. Wandsitz
3. Liegestütze
4. Crunches
5. Step-up
6. Kniebeugen
7. Trizeps-Dips am Stuhl
8. Unterarmstütze *(Plank)*
9. Auf der Stelle laufen
10. Ausfallschritte
11. Liegestütze mit Rotation
12. Seitlicher Unterarmstütz

Das High-Intensity-Intervall-Training (HIIT) bewirkt Muskelaufbau in kürzester Zeit. Nur 7 oder 15 Minuten am Tag reichen dafür. Die Reihenfolge der Übungen ist so angelegt, dass sich die beanspruchten Muskeln abwechseln und so immer wieder einen Moment zur Ruhe kommen. Aus diesem Grund können die Pausen äußerst kurz sein. Dein Work-out trainiert also sowohl Ausdauer als auch Kraft. Durch diese Effizienz sind die Übungen allerdings auch sehr anstrengend und schweißtreibend.

Beim 7-Minuten-Work-out absolviert man 12 Übungen für jeweils 30 Sekunden mit 10 bis 15 Sekunden Pause dazwischen. Die einzelnen Übungen sind aus dem Functional Training (FT) übernommen. Sie enthalten komplexe Bewegungsabläufe, die gleichzeitig mehrere Gelenke und Muskelgruppen beanspruchen. Insgesamt dauert eine Runde rund 7 Minuten. Ziel ist es, mindestens 15 bis 20 Wiederholungen pro Übung zu erreichen.

Entwickelt wurde das Programm von den Sportwissenschaftlern Brett Klika und Chris Jordan vom Human Performance Institute in den USA. Prinzipiell kann es jeder gesunde Mensch absolvieren. Auch als trainierter Sportler oder geübte Sportlerin kannst du damit dein Training ein wenig aufpeppen und das Level halten, wenn einmal wenig Zeit ist.

Das Beste: Schon bei diesem Training setzt der erwünschte »Nachbrenneffekt« ein. Das bedeutet, dass der Körper durch das kurze Intervalltraining so auf Touren gebracht wird, dass Stoffwechsel und Sauerstoffgehalt noch für einige Stunden erhöht sind und der Körper somit mehr Kalorien verbrennt als im Normalzustand.

Am Anfang oder als Sportmuffel gilt: Nimm dir Zeit für eine Eingewöhnungsphase, in der du nicht direkt an deine Belastungsgrenze gehst, um das Verletzungsrisiko einzuschränken. Wenn du dir unsicher bist, ob dein Gesundheitszustand das Training zulässt, solltest du bitte vorher deinen Arzt oder deine Ärztin zurate ziehen.

Minimaler Aufwand, maximaler Erfolg: Das Geheimnis liegt in der Anordnung der Übungen. Auf eine Übung für die oberen Muskelgruppen wie etwa Liegestützen folgt immer eine Übung für die unteren Muskelgruppen, darunter Kniebeugen. Daher sind die Erholungspausen auch so kurz angelegt: So kann sich ein Bereich des Körpers erholen, während gleichzeitig eine andere Muskelgruppe beansprucht wird.

Achte darauf, die Übungen sauber auszuführen, auch wenn du »gegen die Zeit« trainierst.

Ausrüstung: Du benötigst einen Stuhl, eine freie Wand und idealerweise eine Stoppuhr. Praktisch ist es, dir einen Timer oder eine App für das Smartphone, die dir den Ablauf der Übungen vorgibt, herunterzuladen.

Das Work-out kann überall durchgeführt werden – zu Hause, im Urlaub oder im Büro.

1. Hampelmann

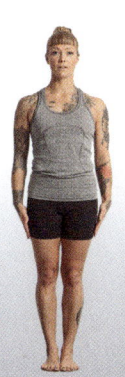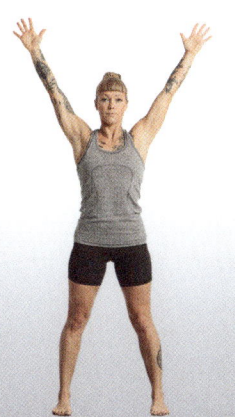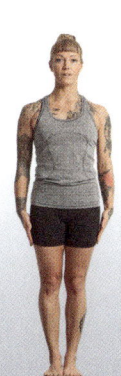

Die Ausführung eines Hampelmanns beginnt in einer natürlichen Standposition. Deine Beine stehen etwa schulterbreit auseinander, deine Arme hängen herab.

1. Um die dynamische Bewegung ausführen zu können, verlagerst du nun dein Gewicht auf die Zehenspitzen und spannst deinen Körper an. Mit einem Sprung hebst du ein wenig vom Boden ab, um in eine kleine Grätsche zu springen. Gleichzeitig bewegst du die ausgestreckten Arme über den Kopf nach oben. Bei der Landung sind deine Arme senkrecht nach oben ausgestreckt, während deine Beine deutlich gespreizt sind.

2. Mit einem erneuten Sprung kehrst du wieder zur Ausgangsposition zurück. Dein Körpergewicht bleibt dabei weiterhin auf den Zehenspitzen.

>> Der Hampelmann (»Jumping Jack«) dient in diesem Programm als Warm-up. Er ist eine mehrgelenkige Bodyweight-Übung, die in einer hohen Frequenz ausgeführt wird. Dabei führst du deine Arme und Beine gleichzeitig jeweils zusammen oder auseinander, während du leicht in die Luft springst. Im Wesentlichen setzen sich Hampelmänner aus dem Sprung und der Armbewegung zusammen. Vornehmlich arbeiten daher die folgenden Muskelgruppen: Waden-, Schulter- und Brustmuskulatur.

2. Wandsitz

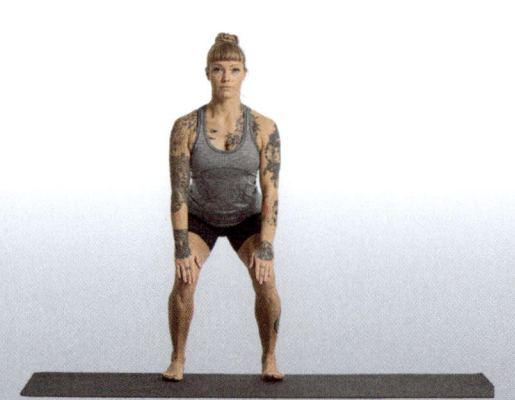

Die Ausführung des Wandsitzes ist simpel. Die Herausforderung bei der Übung besteht darin, die Position 30 Sekunden lang zu halten.

1. Du stellst dich etwa einen Schritt entfernt mit dem Rücken zur Wand. Die Füße sind leicht nach außen gedreht und hüftbreit aufgestellt.

2. Jetzt lehnst du dich mit geradem Rücken zurück an die Wand und rutschst so weit nach unten, bis die Beine im Knie einen rechten Winkel bilden (Oberschenkel parallel zum Boden). Die Füße bleiben während der gesamten Übung fest am Boden. Deine Arme lässt du entweder neben dem Körper nach unten hängen oder streckst sie vor deinem Oberkörper aus.

>> Statisch, aber effektiv: Der Wandsitz zählt wohl zu den bekanntesten Halteübungen. Allein mit deinem Körpergewicht trainierst du mit ihm Beine und Po, genauer gesagt den Quadrizeps und den großen Gesäßmuskel.

3. Liegestütze

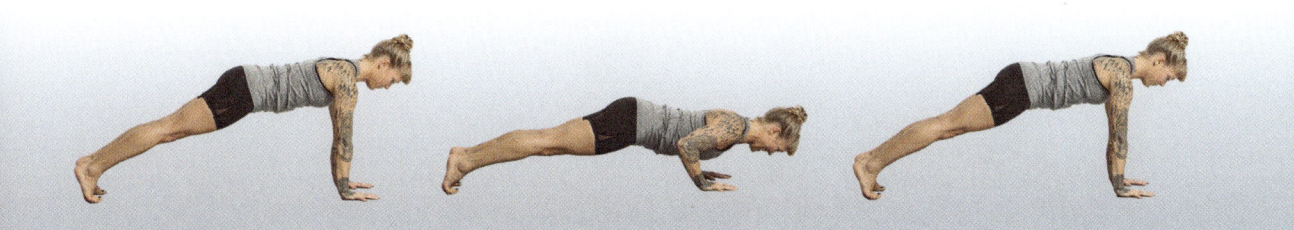

Für die Vollform der Liegestütze liegst du bäuchlings auf dem Boden. Die Hände sind etwas mehr als schulterbreit auf Höhe der Schultern aufgestützt, die Füße nebeneinander aufgestellt.

1. Aus dieser Lage stemmst du dich hoch, bis deine Arme beinahe ausgestreckt sind. Bei den Armen ist zudem zu beachten, dass du deine Ellbogen ein wenig nach innen rotierst. Das bedeutet, dass die Innenseiten deiner Ellbogen nicht nach vorn, sondern eher nach hinten ausgerichtet sind. Ausschlaggebend bei der korrekten Ausführung von Liegestützen ist, dass dein Kopf, Rumpf, Gesäß und deine Beine während der gesamten Bewegung eine Linie bilden.

2. Winkle dann die Arme wieder ab und lass dich nach unten sinken, bis deine Nase beinahe den Boden berührt.

Beachte: Wenn du gerade erst mit dem Krafttraining beginnst und noch keine Erfahrungen mit Liegestützen hast, solltest du die Liegestütze auf den Knien durchführen. Du stützt dich dann nicht auf Händen und Füßen am Boden ab, sondern auf deinen Händen und Knien. Die Kraft, die du für die Übung benötigst, ist dadurch stark reduziert.

>> Die Liegestütze ist ein absoluter Fitnessklassiker und eine ausgezeichnete Ganzkörperübung. Durch die intensive Körperspannung trainierst du vor allem deine Arm-, Schultern-, Brust-, Bauch- und Rückenmuskulatur.

4. Crunches

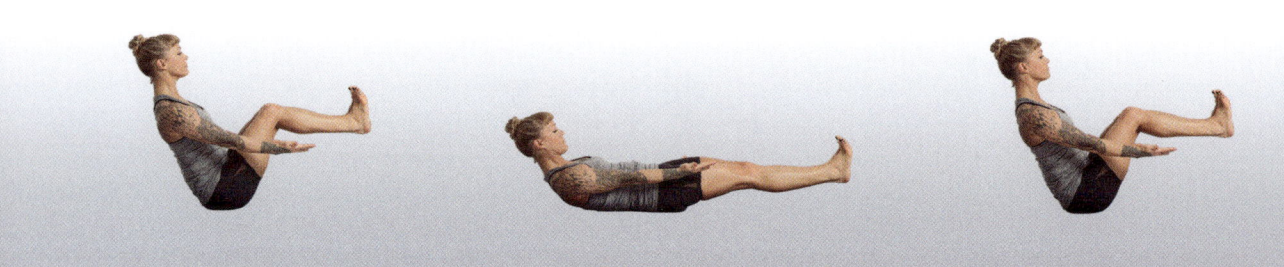

Eine liegende Position mit auf dem Boden aufgestellten Beinen. Die Arme können auf der Brust verschränkt oder auch hinter dem Kopf gehalten werden. Aus dieser ruhenden Position spannst du nun deine Bauchmuskeln an und richtest Schultern und Oberkörper leicht auf. Die Bewegung gleicht einem Einrollen. Es handelt sich um einen geringen Bewegungsumfang, der endet, sobald deine Schulterblätter keinen Kontakt mehr zum Boden haben. Beim Herabführen des Oberkörpers solltest du darauf achten, deine Schultern nicht wieder auf dem Boden abzusetzen und dadurch eine konstante Spannung im Bauch aufrechtzuerhalten.

>> *Crunches* (»Bauchpressen«) sind das perfekte Bauchmuskeltraining. Bei dieser Übung werden der obere Rücken sowie die Schultern vom Boden weggehoben. Bei korrekter Ausführung wird die Bewegung vornehmlich durch deine oberen Bauchmuskeln realisiert. Zwar kommen auch die seitlichen sowie unteren Abschnitte der Bauchmuskulatur zum Einsatz. Der Fokus liegt jedoch auf dem oberen Teil der Muskulatur.

5. Step-up (auf den Stuhl steigen)

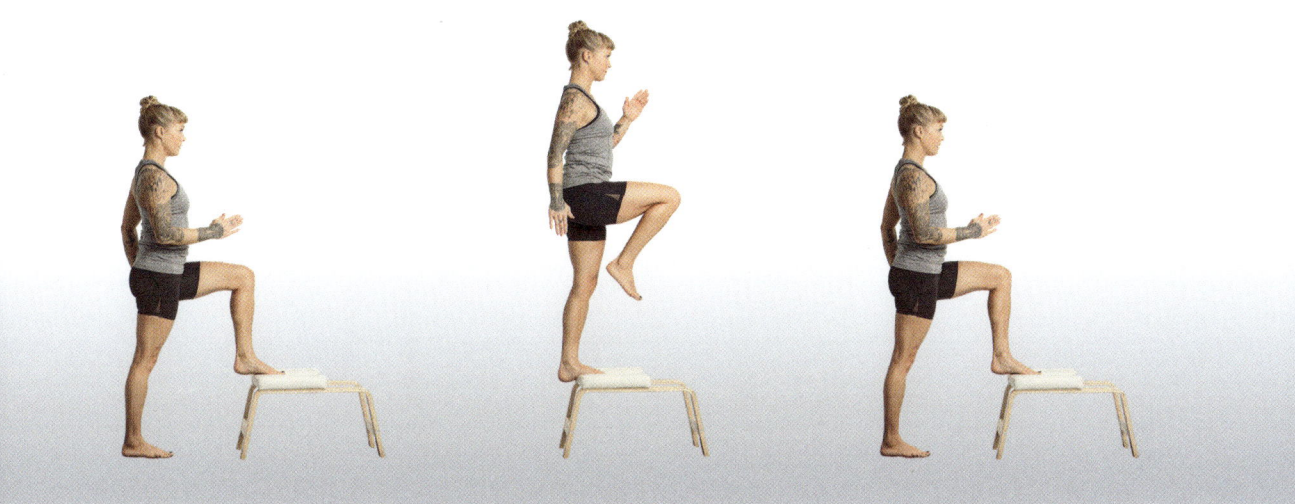

Einen Stuhl rutschfest vor eine Wand stellen. Stelle dich hüftbreit vor diesen Stuhl und setze einen Fuß auf die Sitzfläche. Das Standbein ist leicht gebeugt. Richte dich auf dem Stuhl auf und ziehe das andere Knie explosiv nach oben, mindestens bis in die Waagerechte. Spanne Bauch sowie Gesäß an und wechsle mit dem anderen Bein ab.

>> Diese wunderbare Übung stärkt nicht nur den Bauchbereich, sondern auch das Gesäß und die Beine.

6. Kniebeugen

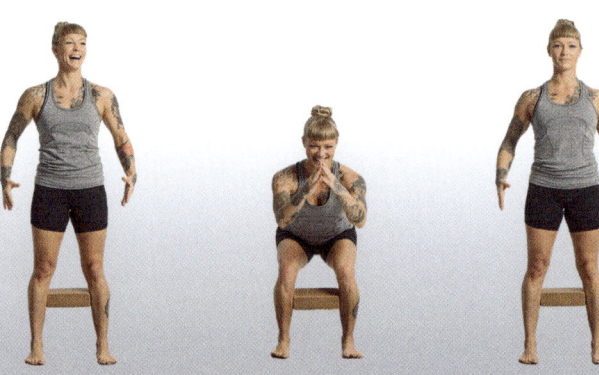

Um eine Kniebeuge richtig auszuführen, stellst du dich mit den Beinen etwas weiter als schulterbreit hin. Am besten nimmst du einen Block zwischen die Knie, damit du den richtigen Abstand halten und die Beine energetisch zusammenziehen kannst. Dabei solltest du darauf achten, dass du dein Gewicht auf deinen ganzen Fuß verteilst und nicht auf die Ballen kippst. Deine Zehen zeigen bei dieser Übung gerade nach vorne. Der Rücken wird gespannt gehalten – nicht in den Rundrücken fallen!

1. Jetzt senkst du dein Gesäß nach hinten und unten und gehst so weit wie möglich in die Hocke – mindestens bis zu einer Stellung, in der deine Oberschenkel waagerecht sind. Dabei sollten die Unterschenkel senkrecht bleiben. Achte darauf, dass deine Knie nicht nach vorn über die Füße hinausragen. Du wirst dich mit dem Oberkörper automatisch leicht vorbeugen, aber übertreibe dieses Vorbeugen nicht.

2. Danach richtest du dich langsam und kontrolliert wieder auf. Zwischen den einzelnen Kniebeugen ist es trainingstechnisch von Vorteil, nach dem Aufrichten nicht in die komplette Streckung zu gehen, sondern eine leichte Spannung beizubehalten.

>> Kniebeugen sind die Kraftübung, die vor allem dazu dient, deine Beinmuskulatur zu kräftigen und deinen Po zu formen. Grob gesagt gehst du bei einer Kniebeuge in die Hocke und richtest dich dann wieder auf. Im Detail trainieren Kniebeugen hauptsächlich den vierköpfigen Oberschenkelmuskel. Das ist der große, auf der Vorderseite des Oberschenkels verlaufende Muskel, den du bei der Übung auch kräftig brennen spüren wirst. Der große Gesäßmuskel wiederum ist der größte Muskel des menschlichen Körpers und maßgeblich für das Formen eines »knackigen« Gesäßes. Ebenso trainiert werden die rückseitige Oberschenkelmuskulatur, der Rückenstrecker, die quer verlaufenden Bauchmuskeln und die Wadenmuskulatur.

7. Trizeps-Dips am Stuhl

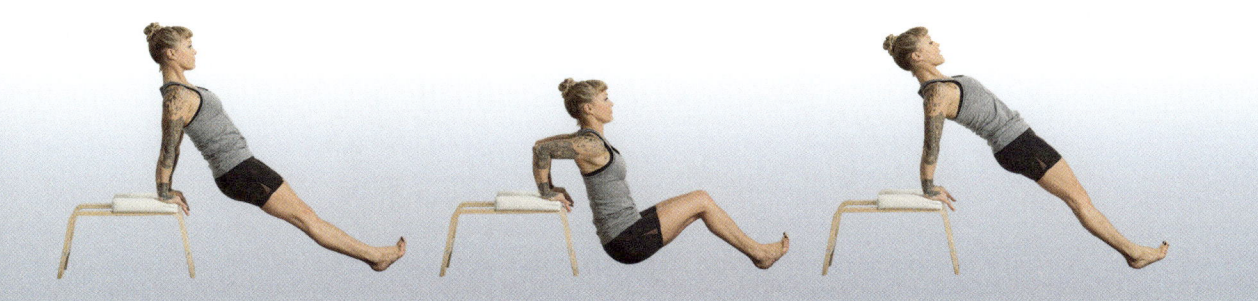

Einen Stuhl rutschfest vor eine Wand stellen. Hände schulterbreit auf der Sitzfläche abstützen, die Finger zeigen nach vorne. Mit den Füßen so weit nach vorne gehen, bis Ober- und Unterschenkel etwa rechtwinklig stehen. Der Po befindet sich vor der Stuhlkante. Vergiss nicht, dabei den Bauch anzuspannen.

1. Die Hände sind mit den Handballen auf den Rand eines Stuhls abgestützt, die Beine fast gestreckt und mit den Fersen am Boden abgestützt. Der Rücken ist gerade.

2. Den Körper mit dem Rücken nahe dem Stuhl senkrecht absenken. Dabei sind die Ellbogen nach hinten gebeugt (aber nicht abgespreizt), bis die Oberarme parallel zum Boden ausgerichtet sind.

3. Den Körper wieder senkrecht nach oben drücken. Einatmend die Ellbogen beugen, ausatmend strecken.

Beachte: Konzentriere dich auf den Trizeps (Ellbogen eng am Körper). Vermeide zu kurze Bewegungsstrecken und zu schnelle Bewegungsausführung. Verringere bei Bedarf die Intensität durch Anwinkeln der Knie.

>> Diese einfache Übung für den Trizeps kräftigt die Muskulatur der Oberarmrückseite und den unteren Teil des großen Brustmuskels. Hierzu benötigst du einen Stuhl, eine Bank oder Ähnliches.

8. Unterarmstütze *(Plank)*

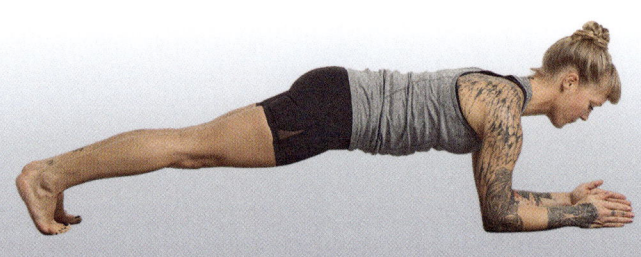

Die klassische Ausführung des Unterarmstützes beginnt in liegender Position auf dem Bauch, wobei der Oberkörper auf die Unterarme gestützt ist. Die Ellbogen befinden sich auf Schulterhöhe. Die Unterarme können parallel zueinander liegen oder spitz zulaufen, sodass sich die Hände berühren. Die Füße berühren den Boden nur mit den Zehen. Aus dieser Position versetzt du deinen Körper in Spannung und bringst den durchhängenden Bauch-Hüft-Bereich in eine Linie mit Schultern und Beinen.

>> Der Unterarmstütz, häufig auch »Plank« genannt, ist eine stützende und somit statische Übung aus dem sogenannten »Bodyweight«-Training. Den Hauptteil der Arbeit leisten hierbei deine Bauchmuskeln, wobei eine Vielzahl weiterer Muskelpartien an der statischen Haltearbeit beteiligt ist. So werden beispielsweise auch Trizeps, Schulter-, Brust- und Beinmuskeln beansprucht.

9. Auf der Stelle laufen

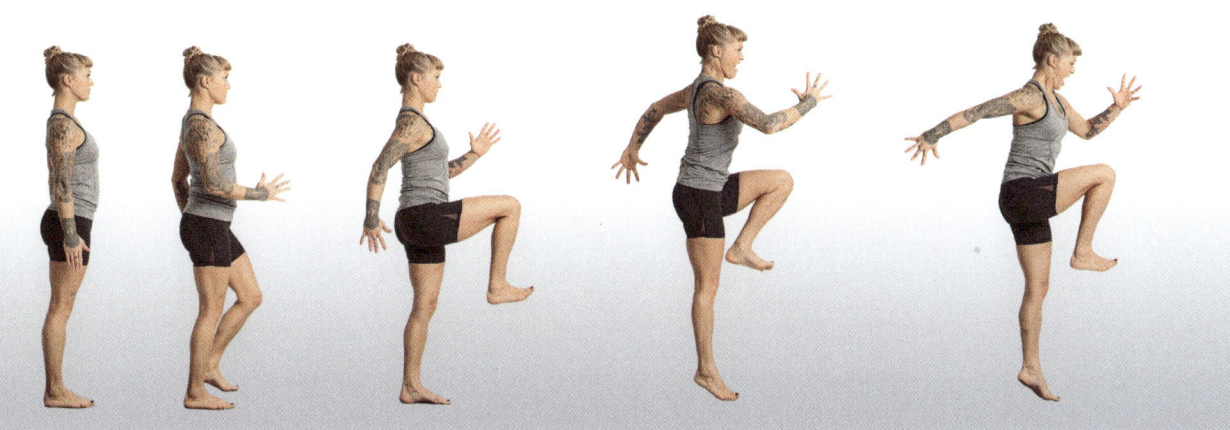

Stehe aufrecht, die Füße hüftbreit auseinander, die Arme locker an der Körperseite. Halte das Kinn parallel zum Boden und eine natürliche Krümmung im unteren Rückenbereich. Spanne die Bauchmuskeln an. Hebe das linke Knie explosiv zur Decke, während du den rechten Arm nach vorn und den linken Ellbogen nach hinten schwingst. Beide Ellbogen bilden einen 90-Grad-Winkel. Jogge so schnell wie möglich auf der Stelle.

Beachte: Versuche, ein gleichmäßig hohes Tempo zu halten. Die Oberschenkel sollten bei jedem Schritt mindestens bis zu einer 90-Grad-Stellung von Ober- und Unterschenkel gezogen werden. Erst dann wird die Intensität dieser Übung spürbar.

>> Knieheben im Laufschritt *(engl.: high knees)* ist wie laufen oder sprinten, nur auf der Stelle. Neben der Beinmuskulatur sind hier auch dein Herz-Kreislauf-System und deine Ausdauer gefordert.

10. Ausfallschritte

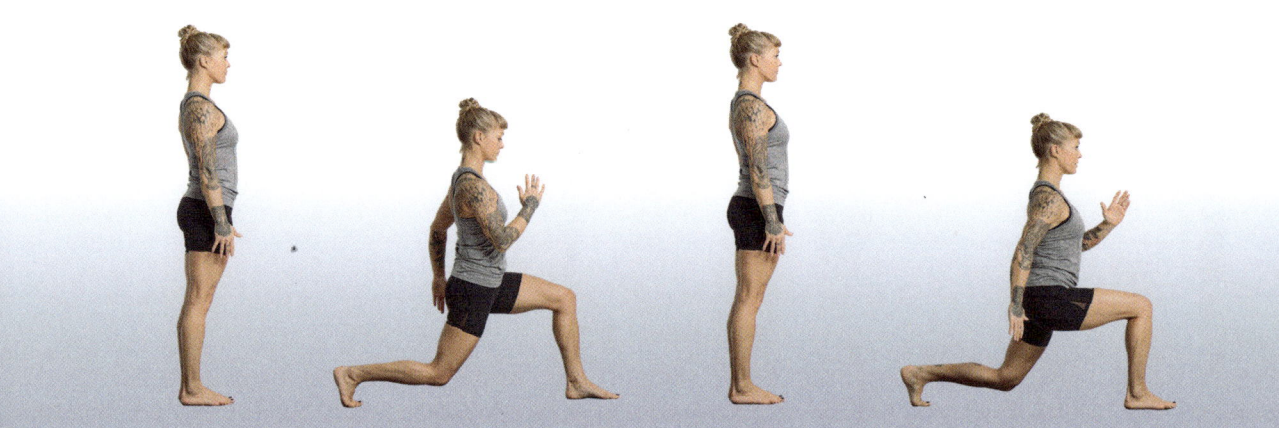

Stehe hüftbreit. Dein Körper ist aufgerichtet, deine Bauchmuskeln angespannt, und dein Blick geht nach vorn.

1. Setze dann ein Bein mit einem großen Schritt nach hinten. Der Schritt sollte weit genug sein, dass der Winkel zwischen Ober- und Unterschenkel 90 Grad beträgt.

2. Nun beugst du das vordere Bein und führst das hintere Knie in Richtung Boden, bis der hintere Unterschenkel parallel zum Boden ist.

3. Wenn du den tiefsten Punkt erreicht hast, drückst du dich mit dem hinteren Bein wieder nach oben und nach vorne. Ziehe das hintere Bein wieder nach vorn, bis beide Füße wieder auf der gleichen Höhe stehen. Nun wiederholst du die Übung mit dem anderen Bein.

Beachte: Der Oberkörper bleibt während der ganzen Übung gerade und der Bauch angespannt, um nicht ins Hohlkreuz zu fallen. Halte die Schultern nach hinten gezogen. Der Blick bleibt ebenfalls die ganze Zeit über nach vorne gerichtet. Die Fußspitzen zeigen nach vorne. Deine Knie und Füße zeigen während der gesamten Übung in die gleiche Richtung. Die Arme kannst du während des Ausfallschrittes am Körper herunterhängen lassen oder in die Hüfte stemmen.

Vermeide: Achte beim Heruntergehen darauf, dass dein vorderes Knie nicht über deine Fußspitzen wandert, um eine unnötige Belastung des Kniegelenks zu vermeiden. Vermeide es, beim Aufrichten mit den Armen Schwung zu holen. Deine Arme und dein Oberkörper sollten bei der gesamten Übung so ruhig wie möglich bleiben.

TIPP
Je weiter du den Ausfallschritt übrigens ausführst, desto stärker trainierst du deinen Gesäßmuskel. Bei einem kleineren Schritt belastest du eher deine Oberschenkelmuskulatur.

>> Ausfallschritte, gerne auch als »Lunges« bezeichnet, gehören neben den Kniebeugen zu den Klassikern im Bodyweight-Training, wenn es darum geht, den Po und die Oberschenkel zu trainieren. Zudem fördern sie den Kraftaufbau und das Koordinationsvermögen. Hauptsächlich trainierst du mit Ausfallschritten deine große Gesäßmuskulatur *(Gluteus maximus)* sowie die Beinstrecker *(Quadrizeps femoris)*, also deine vordere Oberschenkelmuskulatur. Nachrangig wird ebenfalls dein Beinbeuger *(Bizeps femoris)*, also deine hintere Oberschenkelmuskulatur, gekräftigt.

11. Liegestütze mit Rotation

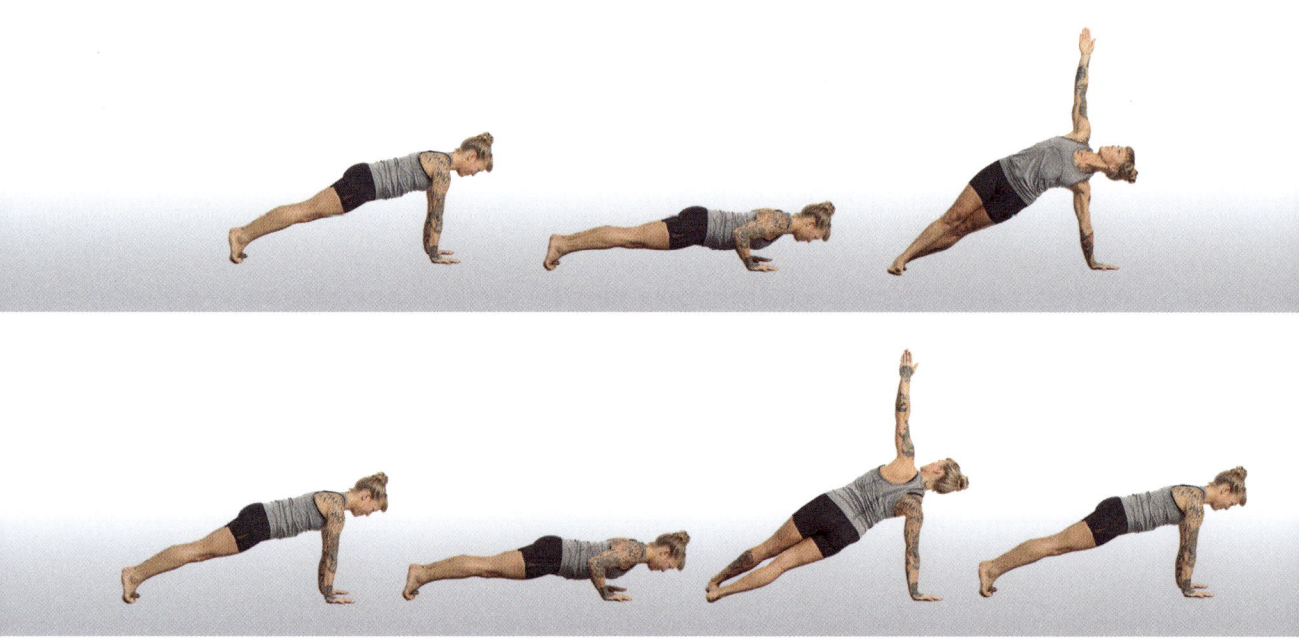

Komm in eine klassische Bretthaltung mit gestreckten Armen.

1. Bring nun, indem du die Ellbogen beugst, den Oberkörper näher zum Boden. Die Ellbogen sollten dabei nach außen zeigen. Bring deinen Oberkörper so nah wie möglich zum Boden, ohne diesen dabei zu berühren und ohne Schmerzen in den Schultern. Halte die Schulterblätter stabil und verteile die Belastung gleichmäßig auf Achseln und Brust.

2. Drücke deine Handflächen fest in den Boden, bis deine Arme wieder gestreckt sind. Die Schulterblätter bewegen sich dabei so wenig wie möglich.

3. Die Rotation führst du aus, indem du einen Arm in Richtung Decke hebst und die Bewegung in einer stabilen T-Form beendest. Drehe dich wieder zurück, sodass du in die vorherige Plank-Position mit den Händen auf dem Boden und gestreckten Armen zurückkehrst.

>> Die Liegestütze mit Rotation ist eine funktionelle Übung, bei der nur mit dem eigenen Körpergewicht der gesamte Oberkörper trainiert wird (Brust, Trizeps, Rumpf und Körpermitte).

12. Seitlicher Unterarmstütz

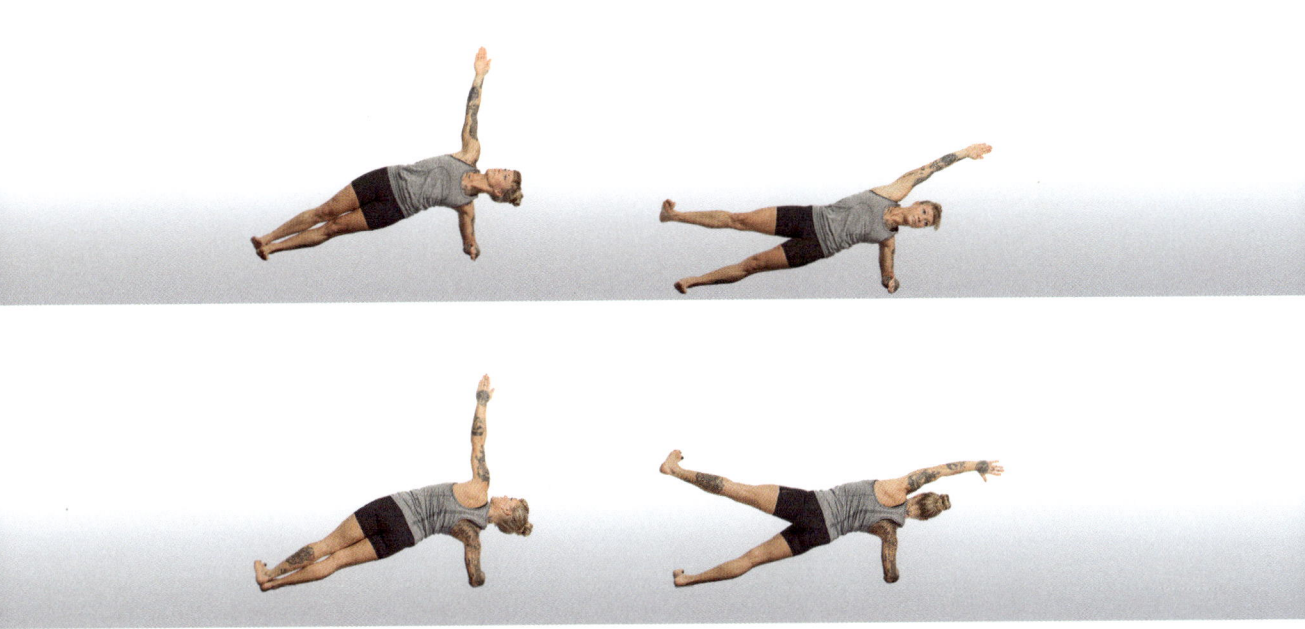

Der seitliche Unterarmstütz beginnt damit, dass du mit der linken oder rechten Körperfläche auf dem Boden liegst. Es berühren also eine Fußaußenkante, ein Bein, die Hüfte sowie ein Unterarm den Boden. Der Unterarm zeigt vom Körper in Blickrichtung weg. Der andere Arm kann in bequemer Position an die Hüfte gelegt werden.

Aus dieser Position heraus spannst du deinen Körper wieder an und bringst ihn in eine Linie. Du kannst dein Becken nun in der angehobenen Position halten oder abwechselnd langsam an- und abheben. In diesem Fall hebst du dein Becken zunächst an, bis sich dein Körper in einer geraden Linie befindet, und senkst dein Becken danach wieder langsam zum Boden. Diese Bewegungsabfolge kannst du nun wiederholen.

>> Der seitliche Unterarmstütz trainiert verstärkt die seitliche Bauchmuskulatur. Dabei wird immer die Seite der Bauchmuskulatur trainiert, die nach unten zum Boden zeigt.

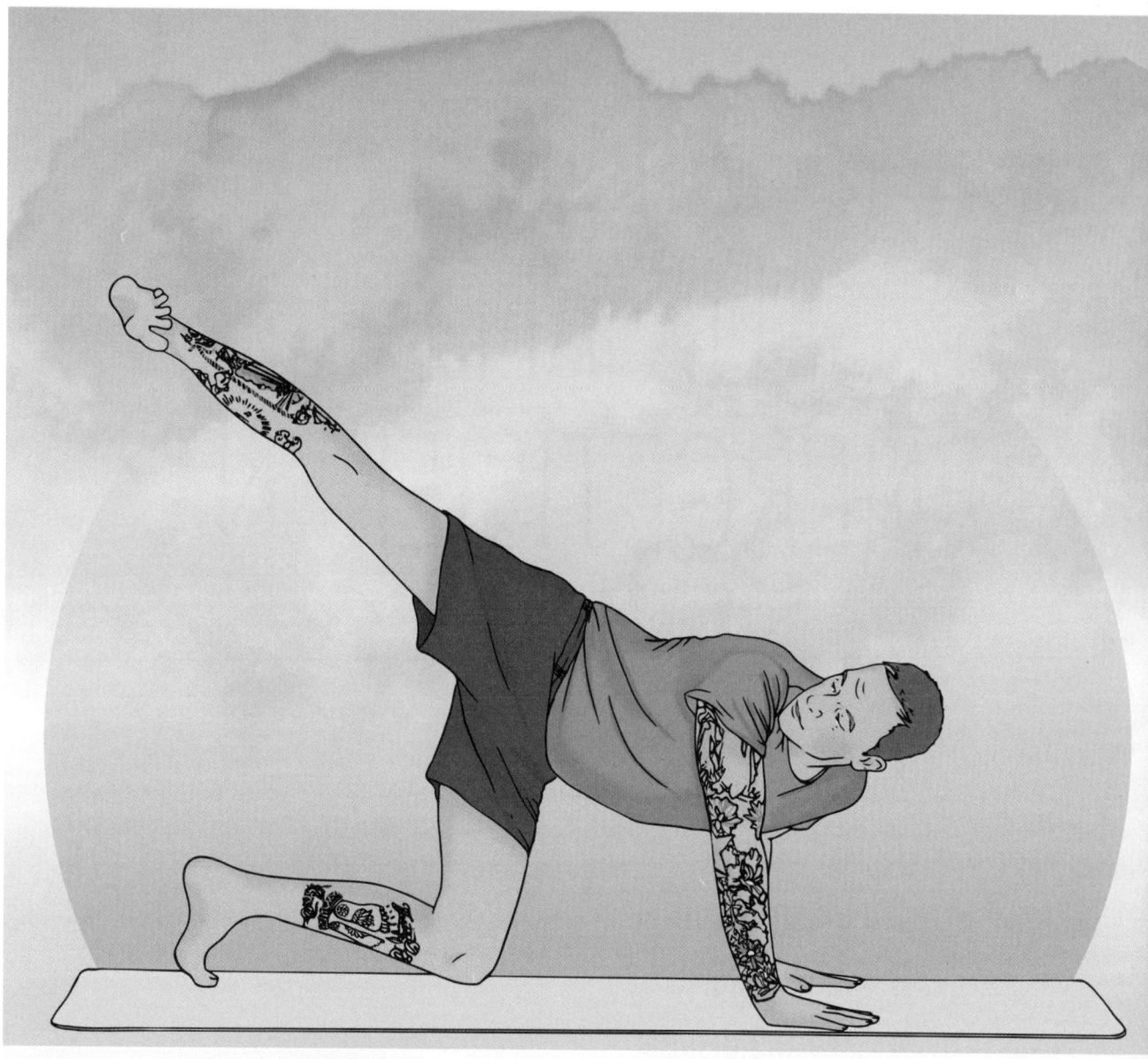

Diese kräftige Abfolge aus dem »Becoming Me Yoga & Movement«-System zielt darauf ab, den gesamten Körper zu kräftigen, zu flexibilisieren und gleichermaßen zu entspannen. Hier kannst du deine eigene »Wildheit« und Freiheit feiern.

15 MINUTEN FÜR ALLE: ENERGETISIEREN

Aufbau deiner Übungseinheit:
1. Check-in
2. Inneres Feuer
3. Innere Stärke
4. Vierfüßlerstand
5. Kindhaltung
6. Katze-Kuh-Miniflow
7. Stehen und Spüren
8. Squat Flow
9. Tanzen und Energie verteilen: Release!

1. Check-in mit deinem wahren Selbst

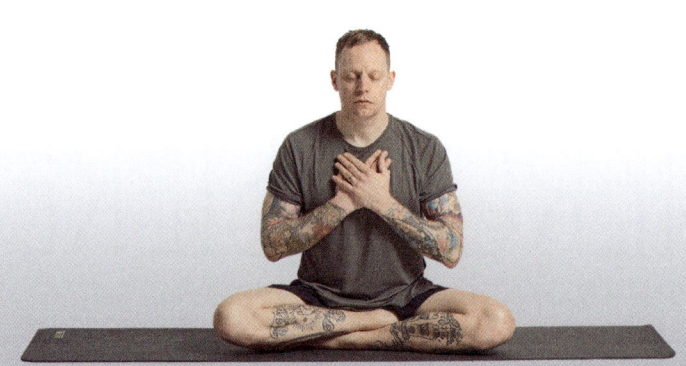

Sitze aufrecht und lege deine Handflächen auf den Brustraum. Spüre dich selbst. Erlebe dich selbst. Nimm alle Emotionen und Gedanken an. Sinke tiefer in dich selbst.

2. Inneres Feuer erschaffen: Aktivierung der Wirbelsäule und Arme

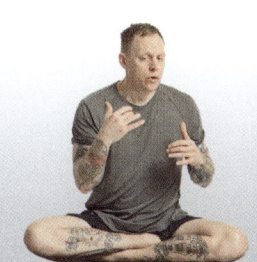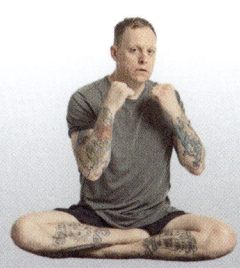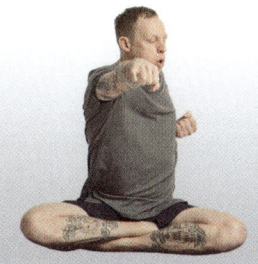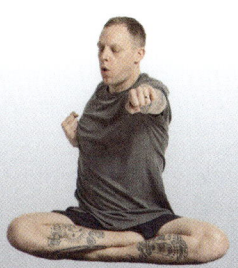

Boxbewegungen in *Easy Pose*. Kräftige Ausatmung über den Mund bei jedem »yogischen Faustschlag«. Schließe hierzu ganz die Augen und lass dich vollkommen auf diesen kraftvollen Fluss aus Bewegung und Atmung ein. Drehe deinen Torso und aktiviere deine Wirbelsäule. Die Schultern sind ganz entspannt. Nimm die Arme lang nach vorne. Fäuste richtig schließen. Übe drei Minuten lang.

TIPP
Visualisiere, wie du innere Muster durchbrichst, die dir nicht mehr dienen.

3. Innere Stärke spüren: Kontrolle des Atems

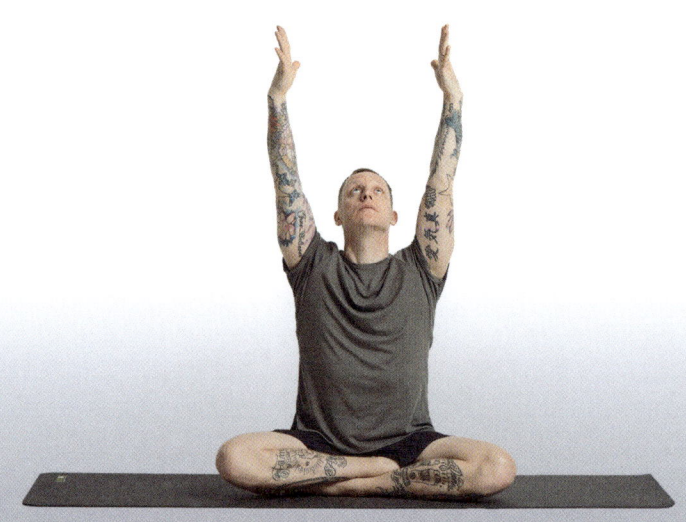

Tiefe Einatmung. Bring die Arme weit über die Seiten und strecke sie mit den Handflächen parallel zueinander nach oben. Länge schaffen. Atmung anhalten. Halte den Atem eine Minute lang.
Komprimiere deine Körpermitte. Spanne alles in deinem Körper an, halte bewusst die Atmung an und spüre die Tiefe und Stille in deinem Körper. *Mula Bhanda*.
Visualisiere ein Energiefeld zwischen deinen Handflächen.

» Wiederhole das Einatmen und Anhalten des Atems insgesamt dreimal.

4. Vierfüßlerstand zur Aktivierung der Hüfte und Beine

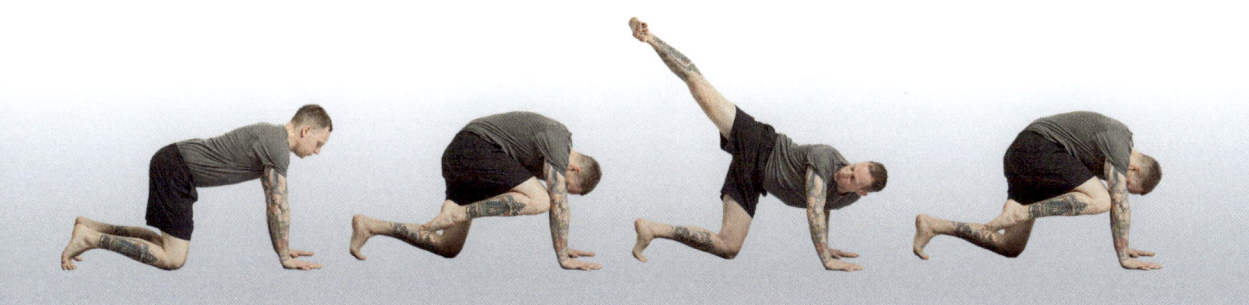

Komm in den Vierfüßlerstand mit den Handflächen unter den Schultern. Die Finger sind gespreizt, die Knie hüftbreit. Die Zehen zeigen nach hinten, die Fußrücken haben Kontakt mit deiner Matte. Die Arme bleiben stabil.

1. Einatmung über die Nase. Das rechte Knie kommt zum rechten Ellbogen. Der Rücken ist im »Katzenbuckel«, die Hüfte parallel zum Boden.

2. Ausatmung. Das rechte Bein streckt sich in einem »Side Kick« nach hinten und oben. Die Hüfte öffnet. Finde deinen Rhythmus und Flow und werde langsam dynamischer. Erwecke die Kraft in deinen Beinen.

TIPP
Visualisiere, dass du mit dem aktiven Tritt in deiner Realität Probleme löst.

5. Kindhaltung und Release

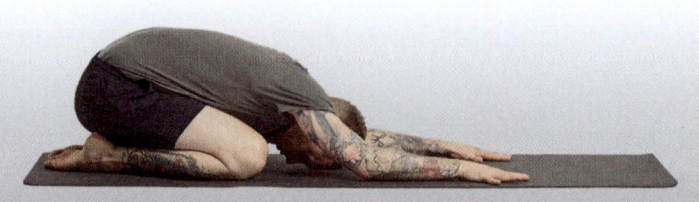

Bring die Arme nach vorne. Die Handflächen ruhen auf der Matte. Deine Stirn berührt sie ebenfalls wie eine Verbeugung vor deiner eigenen Stärke, deiner eigenen Intuition und deiner eigenen Kreativität, die allesamt in deinen freien und kräftigenden Bewegungen Ausdruck finden.
Atme zehnmal tief über die Nase ein sowie laut und explosionsartig über den Mund aus. Release!

6. Katze-Kuh-Miniflow

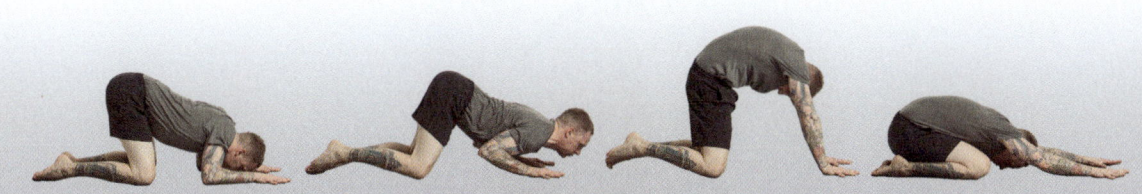

Pass deine Kindhaltung so an, dass die Unterarme auf der Matte aufliegen. Hierzu ziehst du vielleicht deine Handflächen etwas zu dir heran.

1. Schaffe mit der Einatmung Länge.

2. »Gleite« mit der Ausatmung knapp über deiner Matte auf den Unterarmen im »Kuhrücken« entlang, bis deine Ellbogen automatisch von der Matte abheben und du dich kräftig nach oben in den Katzenbuckel schiebst. Von dort begib dich bewusst und frei nach hinten zurück auf die Fersen.

3. Einatmung, wieder Länge schaffen, und bei der Ausatmung wieder nach vorne.

TIPP
Finde deinen Rhythmus und deine Verbindung mit einer kräftigen Atmung durch die Nase.

7. Stehen und Spüren

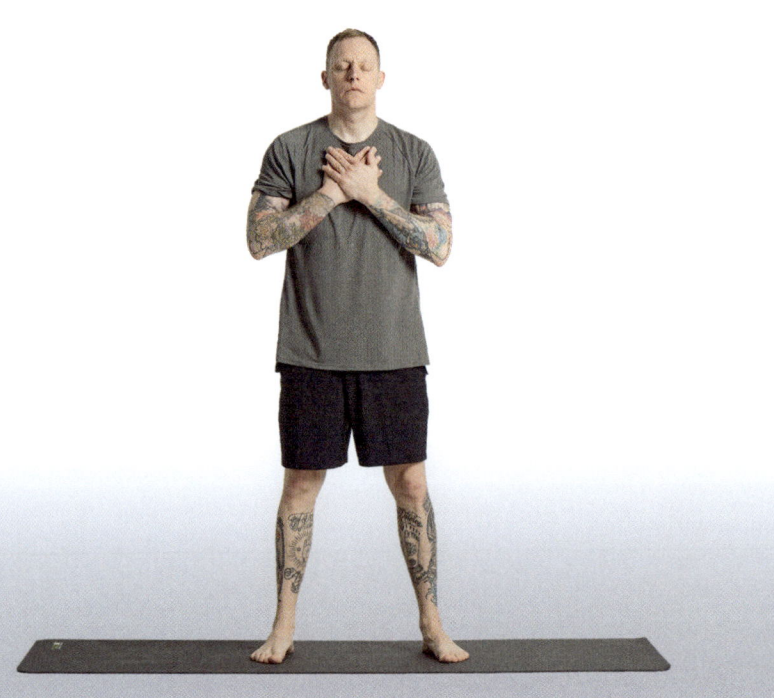

Komm zum Stehen. Lege deine rechte Hand offen über deine linke Hand auf deinen Herzraum. Spüre dich selbst. Erkenne, dass Yoga eine Verbindung zu dir selbst schaffen kann.

8. Squat Flow

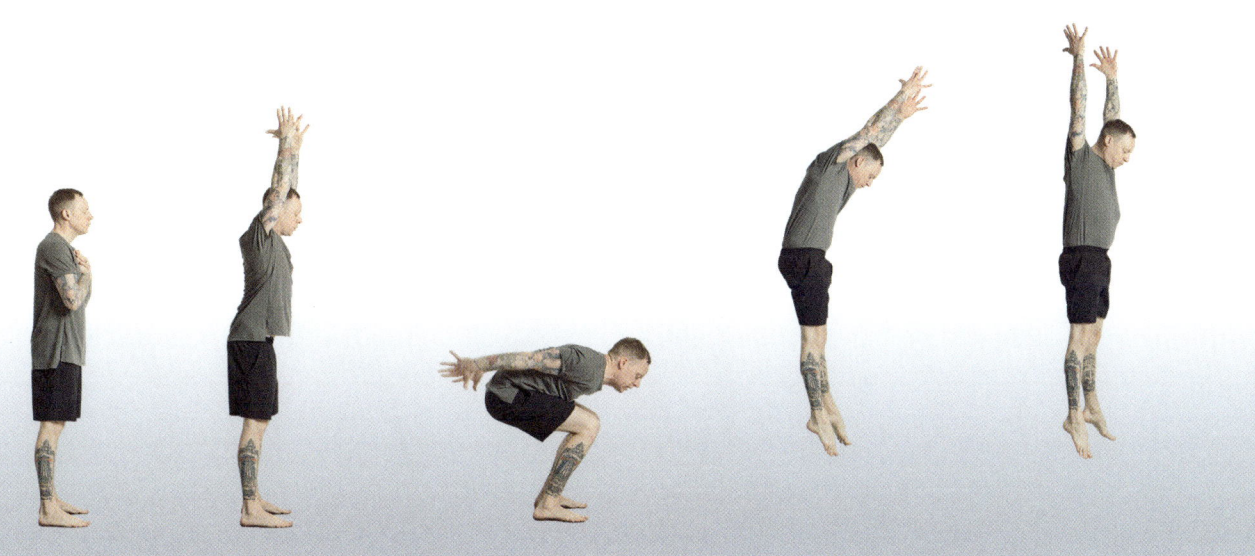

1. Komm zum Stehen. Lege deine rechte Hand offen über deine linke Hand auf deinen Herzraum. Schließe kurz die Augen und spüre diese Ausgangsposition.

2. Komm nach oben und strecke die Arme (aktiv bis in die Fingerspitzen) Richtung Himmel. Die Handflächen sind wieder parallel zueinander.

3. Komm mit einer explosiven Ausatmung über den Mund in den Squat und schwinge beide Arme an deinen Seiten vorbei nach hinten.

4. Komm mit der Einatmung wieder lang nach oben und spring, so hoch zu kannst. Finde wieder deinen Fluss, deinen Rhythmus und die tiefe Verbindung zu deiner kräftigenden Praxis.

Wenn du hier einen Schritt weiter gehen möchtest: Spring mit der Einatmung nach oben und strecke deine Füße, sodass die Zehen im Sprung nach unten zeigen.

TIPP
Visualisiere, wie du Hürden überwindest und Herausforderungen ohne Furcht annimmst.

9. Tanzen und Energie verteilen: Release!

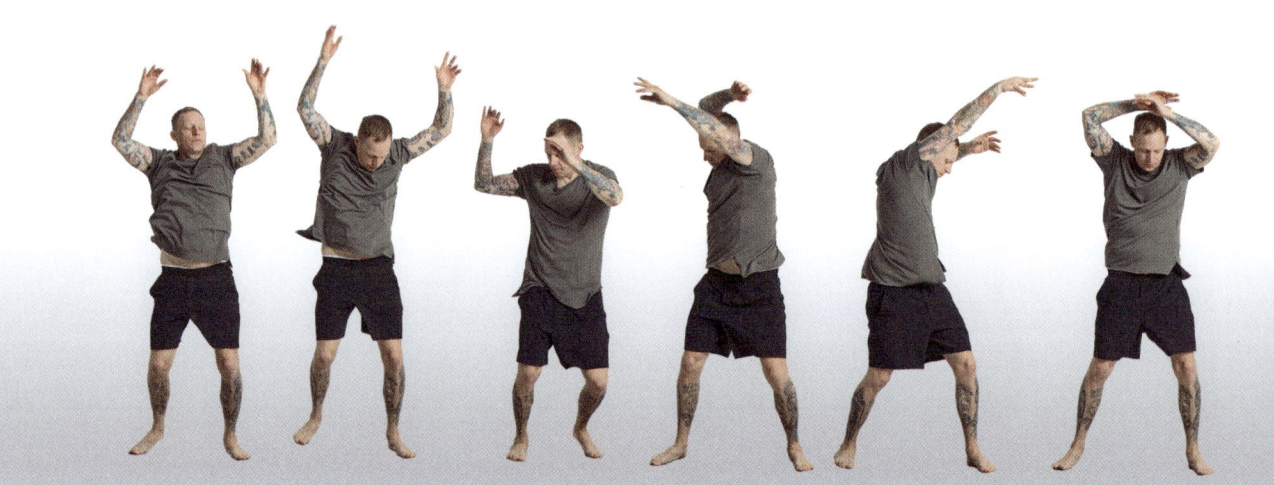

Komm zum Stehen. Schließe deine Augen und tauche ein in den unglaublich großen und spannenden Pool deiner eigenen Kreativität und Wildheit: Fang an zu tanzen!
Spüre die Matte unter dir, wie du sanft mit den Fußballen aufkommst. Bring deine Arme, deine Hüften, deinen Oberkörper und deine Handgelenke ins Spiel.
Lass einfach los, lass die Augen geschlossen und tanze ganz frei auf deiner Matte. Drehe dich, schüttle dich und verteile deine gewonnene Energie durch den gesamten Körper.

TIPP
Zelebriere dich selbst mit diesem wilden, freien und kreativen Ausdruck!

Be strong, be focused,
be energized.
Be you.

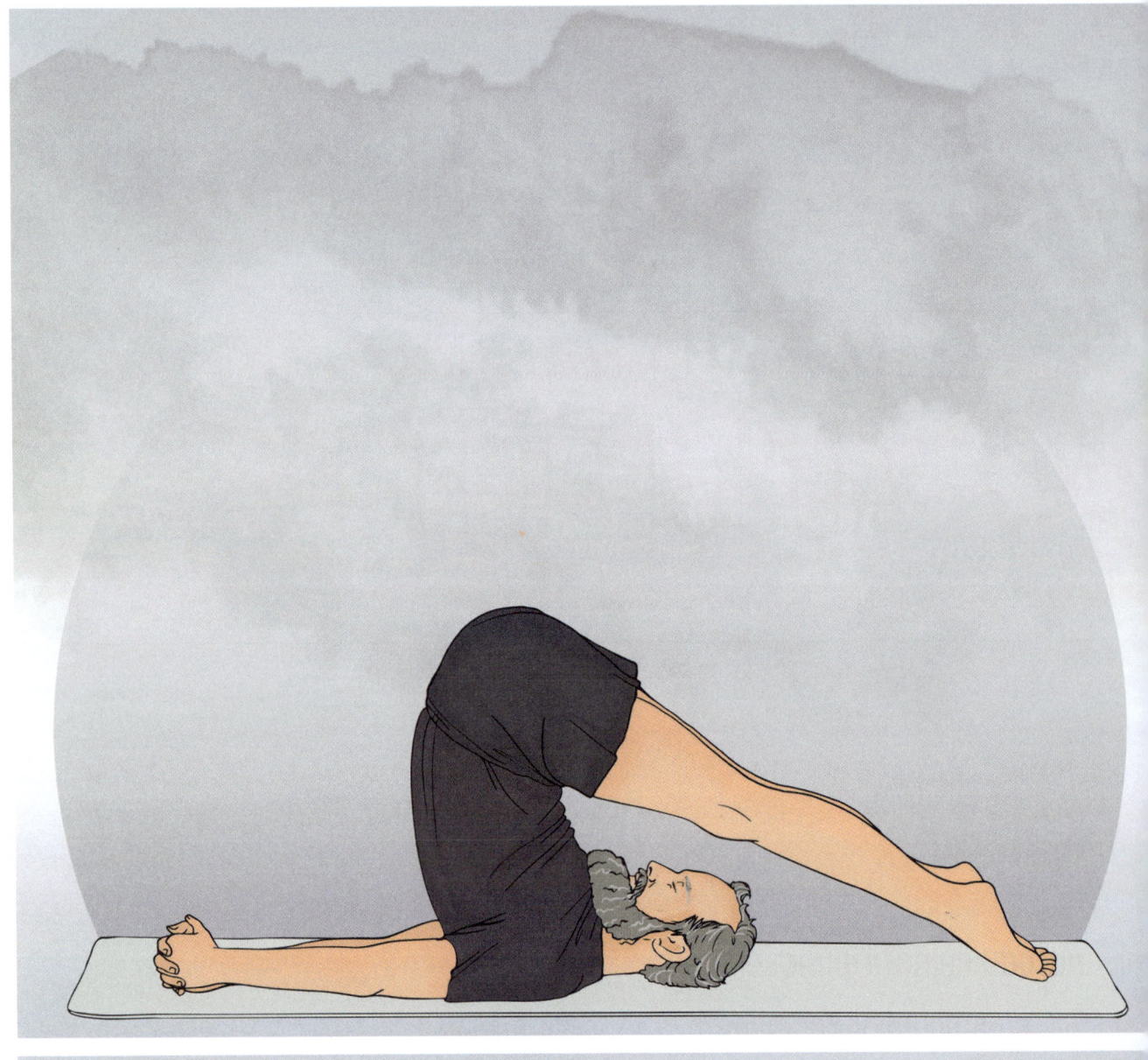

Die folgenden Übungen entstammen der Tradition
des südindischen Yogameisters Sri T. Krishnamacharya.
Überliefert wurden sie uns von seinem Sohn T. K. Sribhashyam
sowie von dem Neuseeländer Mark Whitwell.

15 MINUTEN FÜR ALLE: AUSGLEICHEN

Aufbau deiner Übungseinheit:
1. Atemübung: Kapalabhati
2. Atemübung: Bhastrika
3. Atemübung: Anuloma Ujjayi
4. Kobra
5. Schulterstand
6. Kopfstand
7. Fisch
8. Pflug
9. Großes Siegel
10. Vorwärtsbeuge
11. Meditation
12. Atemübung: Wechselatmung
13. Entspannung

1. Atemübung: *Kapalabhati*

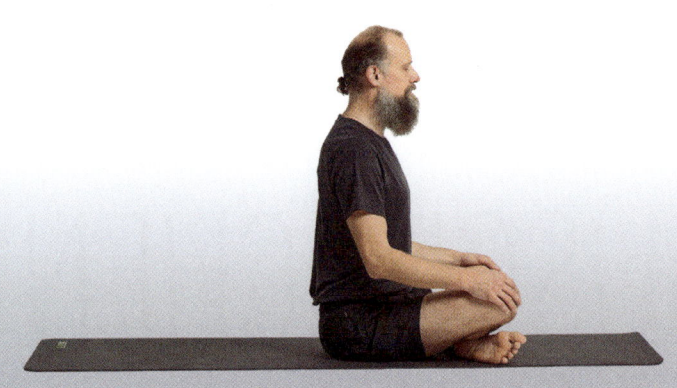

Sitze bequem und aufrecht und atme langsam durch die Nase. Atme tief ein und fülle den Bauch mit Luft. Halte den Oberkörper gerade. Der Bauch ist entspannt, damit er sich bequem ausdehnen kann. Dann zieh den Bauch kraftvoll ein. Durch diese Kontraktion wird die Luft aus der Nase herausgedrückt. Ist die Luft ausgestoßen, entspanne den Bauch, bis er sich wieder leicht ausdehnt. Die Luft wird von selbst zurück in deine Lungen fließen. Wiederhole das feste Anspannen deiner Bauchmuskulatur, um die Luft wieder hoch- und herauszupressen. Dies ist der Grundrhythmus. Wiederhole diesen 50–100-mal. Übe zwei Runden.
(Eine ausführliche Anleitung findest du im Kapitel »15 Minuten für Einsteiger: Anregen«.)

2. Atemübung: *Bhastrika*

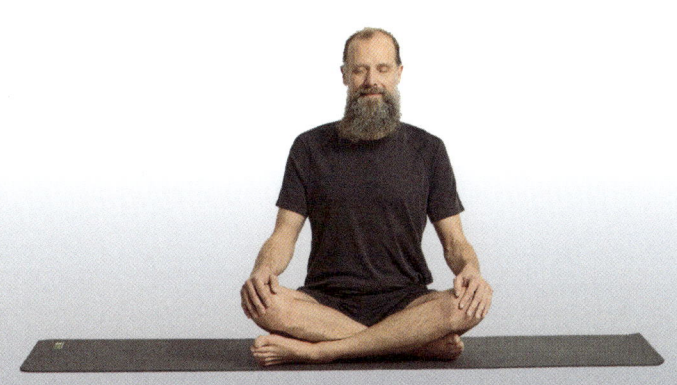

Setze dich bequem und aufrecht hin, schließe die Augen und atme langsam durch die Nase. Atme tief ein und fülle den Bauch mit Luft. Halte den Oberkörper gerade. Der Bauch ist entspannt, damit er sich bequem ausdehnen kann.

Beginne schnell und kraftvoll durch beide Nasenlöcher gleichzeitig ein- und auszuatmen. Mindestens 20–50-mal wiederholen. Diese Atemübung ist intensiver als Kapalabhati. Sie erzeugt noch mehr Hitze im Körper und reinigt tiefer.

Sitze kurz still und öffne dann langsam wieder die Augen.

>> Wenn du dich müde oder träge fühlst, können ein paar Atemzüge in Bhastrika wieder wach machen. Durch die Aktivierung der Bauchmuskeln wird der Stoffwechsel angeregt und die Verdauung gefördert. Bhastrika erfrischt Körper und Geist. Es wirkt regenerierend und verjüngend auf den ganzen Körper und verbessert das Gedächtnis. Durch die verstärkte Durchblutung des Kopfes verbessert es die Sehkraft und das Gehör. Die Lungen werden gestärkt. Es kann hilfreich bei Bronchitis sein, da das Atmungssystem rasch und tief greifend gereinigt wird. Kreislauf und Verdauung werden angeregt. Der Stoffwechsel, insbesondere der Fettabbau, wird beschleunigt.

3. Atemübung: *Anuloma Ujjayi*

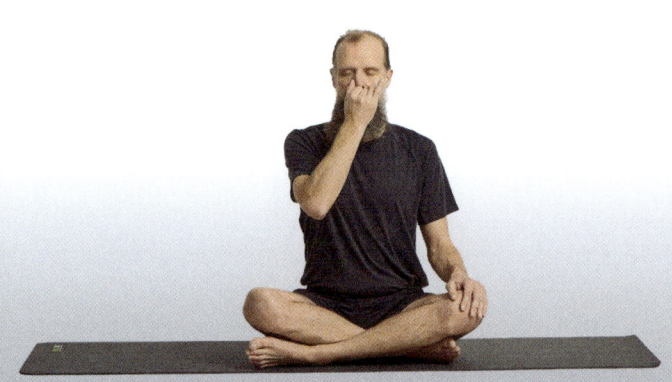

Verschließe bewusst die Stimmritze und lass einen ruhigen, gleichmäßig rauschenden Ujjayi-Atem entstehen. Empfange die Einatmung passiv von oben und atme aktiv aus der Stabilität der Basis aus. Atme in den Brustkorb ein und vom Bauchnabel aus. Dabei komplett ausatmen und dann lang und tief einatmen.

Halte genau diesen Rhythmus, konzentriere dich auf den Brustraum und dort auf das spirituelle Herz.

Bring die linke Hand in Chin-Mudra, das heißt, Zeigefinger und Daumen berühren sich. Die rechte Hand ist in Vishnu-Mudra. Zeige- und Mittelfinger der rechten Hand beugen, Ring- und kleinen Finger ausstrecken. Lege die Finger der rechten Hand locker oben an die Nasenflügel: dort, wo das Harte, Knochige langsam in das Weiche der Nasenlöcher übergeht. Lass die Hand dort liegen und atme durch beide Nasenlöcher mit dem sanften Rauschen des Ujjayi-Atems ein.

Verschließe dann mit dem Daumen das rechte Nasenloch und atme durch das linke Nasenloch aus. Halte das rechte Nasenloch geschlossen und atme durch das linke Nasenloch ein. Den Atem kurz halten und dann durch beide Nasenlöcher mit Ujjayi ausatmen. Durch beide Nasenlöcher mit Ujjayi einatmen und danach mit dem kleinen und dem Ringfinger das linke Nasenloch verschließen und rechts ausatmen. Rechts wieder einatmen, kurz halten und durch beide Nasenlöcher ausatmen. Durch beide Nasenlöcher einatmen. Den Atem kurz halten, dann das rechte Nasenloch verschließen und links ausatmen. Das war eine Runde.

Um fortzusetzen, wieder durch das linke Nasenloch einatmen.

Diese Übung mehrmals wiederholen. Immer wieder durch ein Nasenloch einatmen, halten und durch beide Nasenlöcher mit Ujjayi weiteratmen. Das Kinn ist die gesamte Zeit leicht gesenkt, die Konzentration auf dem Brustraum, die Bauchdecke fest, und der Atem fließt über die Nasenlöcher nach oben in den Brustkorb. Atme bis zu 12 Runden genau auf diese Art und Weise weiter.

Atme schließlich durch das linke Nasenloch aus. Die Hand senken und für einen Moment in der stillen Wahrnehmung der sehr feinen Atmung und hohen Konzentration verweilen.

Beide Augen noch für einen kleinen Moment geschlossen halten, still sitzen und nachspüren. Mit der nächsten Ausatmung wieder sanft die Augen öffnen.

>> Durch diese Atemübung entsteht ein ausgewogener Energiefluss in ganzen Körper, und beide Gehirnhälften werden ausgeglichen. Dies gibt ein Gefühl der Klarheit und Konzentration – ideal zur Vorbereitung auf die nachfolgende Übungspraxis. Hierfür wird abwechselnd durch die Nasenlöcher und mit Ujjayi geatmet. (EIN: Ujjayi , AUS: linkes Nasenloch, EIN: linkes Nasenloch, AUS: Ujjayi, EIN: Ujjayi, AUS: rechtes Nasenloch, EIN: rechtes Nasenloch, AUS: Ujjayi und so weiter.) Diese Technik vertieft die Ausatmung und hat somit eine stark ausgleichende, beruhigende und klärende Wirkung.

4. Kobra

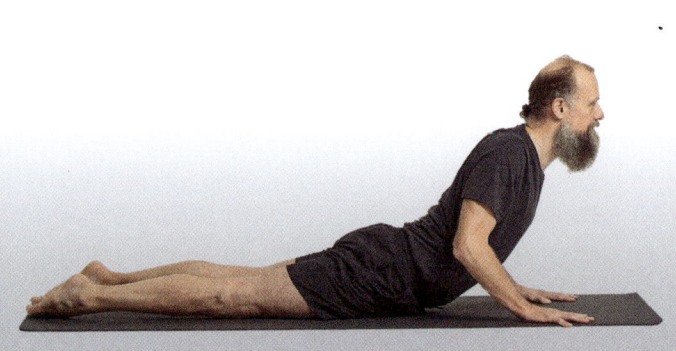

Auf dem Bauch liegen. Schlängle dich mit einer Einatmung nach vorne, press den Bauchnabel auf den Boden, hebe die Schultern nach oben, hinten und unten und hebe ebenfalls Kopf und Nacken an. Für ein paar tiefe Atemzüge in der Kobra verweilen. Einatmen, die Rückbeuge vertiefen. Ausatmen und die Stirn komplett auf den Boden absenken.

Einatmen, den Oberkörper wieder aufrichten, die Schultern nach oben, hinten und unten, den Nacken strecken, auf den Boden schauen und ausatmen. Die Stirn langsam wieder auf dem Boden ablegen.

Diese Bewegungen ein paarmal im eigenen Atemrhythmus wiederholen.

Mit jeder Einatmung die Rückbeuge etwas vertiefen, den Brustkorb weiter dehnen und mit der Ausatmung den Körper für einen kleinen Moment entspannen.

Mit der nächsten Ausatmung das Gesäß auf die Fersen zurückschieben.

Die Stirn auf den Boden ablegen und so bleiben. Die Arme nach hinten locker neben dem Körper ablegen und für ein paar Atemzüge in der Stellung des Kindes ausruhen.

Variante: Bei Problemen im unteren Rücken Handflächen weiter nach vorne nehmen und darauf achten, dass der Fußspann mittig gegen den Boden drückt.

Die Haltung für 5–10 Atemzüge halten.

>> Die Kobra stärkt das Selbstbewusstsein. Der Brustkorb wird gedehnt und die Vorderseite der Wirbelsäule gestreckt. Die Bauchregion wird geweitet; dabei werden Rückenstrecker, Gesäß und Beine gestärkt. Die Haltung regt den Kreislauf an und belebt den ganzen Körper.

5. Schulterstand

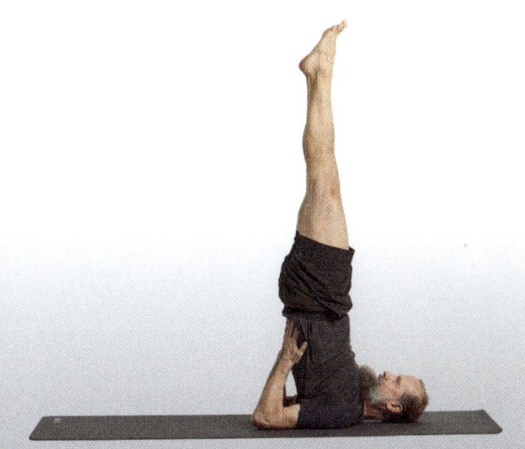

> Praktiziere ohne jede Erwartung. Ohne die Erwartung, komplizierte Körperhaltungen zu meistern. Ohne die Erwartung, Erleuchtung zu erfahren oder in den Himmel zu kommen. Du bist längst da. Mach dir das immer wieder klar.

Komm in Rückenlage. Einatmen: Die Hüften heben und die Knie an die Stirn ziehen. Die Hände stützen die Wirbelsäule rechts und links. Die Finger zeigen nach oben. Die Beine hoch zur Decke strecken und Ellenbogen und die Schultern enger zueinanderbringen. Den Rücken mit beiden Händen fest unterstützen. Die Finger zeigen nach oben. Brustkorb zum Kinn bewegen. Schulterblätter und Ellbogen eng zusammenbringen. Das Steißbein zieht zum Schambein. Die Kniescheiben gleichmäßig anspannen und die Oberschenkelmuskeln leicht einwärtsdrehen. Das Brustbein sanft anheben. Die Leisten und vor allem die Innenseiten der Beine hoch zur Decke strecken. Wenn das schwerfällt, die Wand als Stütze benutzen und den Halben Schulterstand üben.

Variante: Auf den Rücken vor eine Wand legen, Gesäß gegen die Wand heben, Beine hoch zur Decke entlang der Wand strecken. Beide Knie beugen und die Füße gegen die Wand drücken. Das Gesäß heben, Hände rechts und links der Wirbelsäule, die Finger zeigen nach oben. Die gebeugten Knie im 90-Grad-Winkel zu den Oberschenkeln gegen die Wand pressen.

Stabil halten und für bis zu 75 Atemzüge bleiben.

Aus der Haltung kommen: Ausatmen, die Knie beugen und den Rücken vom Gesäß aus langsam auf den Boden abrollen. Die Hände dabei seitlich vom Körper als Bremse benutzen. Die Füße aufstellen und einige Atemzüge ruhig liegen bleiben.

Beachte: Sobald du Druck im Kopf, in den Ohren, den Augen oder im Nackenbereich spürst, komm aus der Stellung oder wähle eine der Alternativübungen.

6. Kopfstand

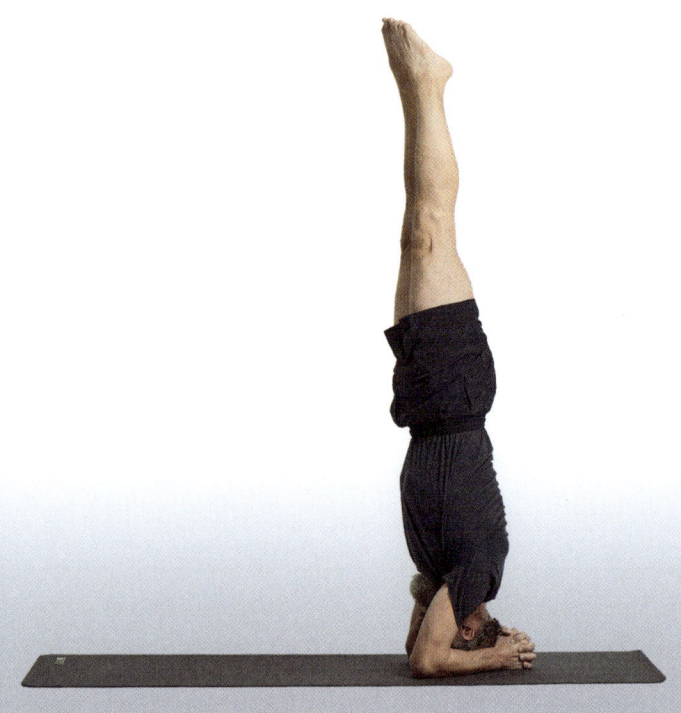

Kindhaltung. Die Finger verschränken und den Scheitel gegen die Handfläche auf den Boden stellen. Mit den Händen den Hinterkopf berühren. Die Beine langsam strecken und nach vorne in Richtung Gesicht bewegen. Den Oberkörper möglichst senkrecht zum Boden ausrichten. Die Ellbogen fest auf den Boden drücken. Gewicht dabei gleichmäßig auf den Handkanten, Unterarmen und Kopf verteilen. Darauf achten, dass das Gewicht genau in der Mitte des Kopfes ruht, da sonst zu viel Druck auf den Hals und die Augen ausgeübt wird.

Einatmen und einen Fuß nach dem anderen leicht anheben und die Knie mit einer Ausatmung zum Brustkorb heben. Einatmen, die gebeugten Knie hoch zur Decke heben und schließlich mit einer Ausatmung beide Beine strecken. In der Haltung die Unterarme fest auf den Boden drücken, die Finger sind ineinander verschränkt. Die Ellbogen befinden sich genau unter den Schultern, nicht weiter auseinander. Der Nacken ist lang, der Scheitel auf dem Boden. Schultern heben, Ellbogen fest in den Boden drücken und die Wirbelsäule nach innen ziehen. Den Brustkorb dehnen und die Bauchmuskeln leicht anspannen. Steiß- und Kreuzbein nach innen und oben bewegen. Innenseiten der Beine nach oben strecken, Beine die ganze Zeit aktiv halten. Die Zehen zur Decke strecken. Stabil halten.

Die Haltung für 5–50 Atemzüge halten.

Aus der Haltung kommen: Ausatmen, die Beine beugen und die Füße langsam und mit Kontrolle zum Boden führen. Die Knie anwinkeln und auf die Unterschenkel setzen. Den Brustkorb auf den Oberschenkeln ablegen. Die Stirn ruht auf dem Boden. Einige Atemzüge hier bleiben.

TIPP
Denke daran: Yoga heißt loslassen, körperlich und emotional. Übe bitte immer entsprechend deiner heutigen Fähigkeiten. Wenn zum Beispiel der Kopfstand heute zu viel ist, bleibe in der Variation des Halben Kopfstandes. Stütze dich so lange noch mit Händen und Beinen, bis du dich irgendwann schmerzfrei für mindestens sechs Atemzüge im Kopfstand halten kannst. Richtig ist, dass jede Variante des Kopfstandes eine erfrischende Wirkung auf Körper und Verstand haben kann und dass er bewusst ausgeführt ein ganz wichtiges Instrument für mehr Achtsamkeit im Leben ist.

TIPP
Während der Menstruation keine Umkehrhaltungen üben. Auch bei Bluthochdruck, Herzerkrankungen, Netzhautablösungen oder Ohrenleiden ist von diesen Übungen abzusehen. Bei Hals-Nacken-Verletzungen bitte fachkundigen Rat einholen.

>> Der Kopfstand, auch König der Yogahaltungen genannt, führt zu Ausgewogenheit und einem Gefühl von Leichtigkeit. Die Balance vermittelt Leichtigkeit, Kraft und Beweglichkeit – ein hohes Maß an Körperbeherrschung entsteht. Die Muskeln in den Beinen werden gestrafft, und sowohl Koordinations- als auch Konzentrationsvermögen nehmen zu. Generell vitalisieren Umkehrhaltungen den gesamten Körper. Das Gewicht wird aus den Beinen genommen, und durch die verbesserte Durchblutung wird die Funktion der Drüsen und inneren Organe angeregt. Der Blutzustrom zum Gehirn fördert Konzentration und verhilft zu gesundem, tiefem Schlaf. Gerade der Kopfstand stimuliert die innere Sekretion von Zirbeldrüse, Bauchspeicheldrüse und Hypophyse. Regelmäßiges Üben fördert die Offenheit für die spirituellen Aspekte des Lebens. Da der Kopfstand sehr anregend auf das Nervensystem wirkt, empfiehlt es sich, immer im Anschluss daran Sarvangasana (Schulterstand) zu üben.

7. Fisch

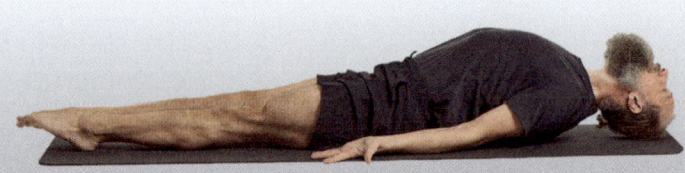

Auf den Rücken legen, die Beine in den Lotus kreuzen und nach den Fußgelenken greifen. Falls das nicht möglich ist, ein Bein nach dem anderen ausstrecken und das Gewicht auf die Ellbogen verlagern. Die Ellbogen gegen den Boden pressen und den Kopf vom Boden wegheben.

Einatmen: Brustkorb heben und den Scheitel auf den Boden stellen.

In der Haltung beide Arme neben dem Körper ablegen. Der Scheitel ist aufgestellt und der Brustkorb weit nach oben gewölbt. Die Innenseiten der Beine strecken und dabei die Rückseiten der Oberschenkel fest in den Boden drücken. Das Steißbein nach unten und innen ziehen. Die Zehen leicht anziehen. Hier im Fisch ruhig und tief verweilen, gerne drei bis fünf kraftvolle Atemzüge. Die Beine fest zusammendrücken. Die Arme neben dem Körper und Ellbogen fest in den Boden drücken.

Die Haltung für 5–10 Atemzüge halten.

Aus der Haltung kommen: Ausatmen, Kopf und Oberkörper zum Boden bringen und die Ellbogen zur Seite gleiten lassen. Den Oberkörper zum Boden sinken lassen. Einige Atemzüge ruhig liegen bleiben und dann für die Entspannung vorbereiten.

Wirkung: Der Verstand verbindet sich mit dem ganzen Körper, er wird ruhiger, er wird klarer. Stress wird losgelassen, und Energie steigt. Prana (Lebensenergie) wird durch das ganze Körper-Geist-System bewegt. Wir sind bewusster, wacher und klarer.

>> Im Fisch wird die Halsmuskulatur gekräftigt und die Vorderseite des Brustkorbs und Halses intensiv gestreckt. Der Herzraum wird geöffnet und die Atmung stark vertieft. Die gesamte Schultermuskulatur wird gestärkt und intensiv durchblutet.

Die Verlängerung der Ausatmung und
die Atempause nach der Ausatmung
haben einen beruhigenden und
stärkenden Effekt.
Es gibt keine wahre Stärke
ohne Loslassen.

8. Pflug

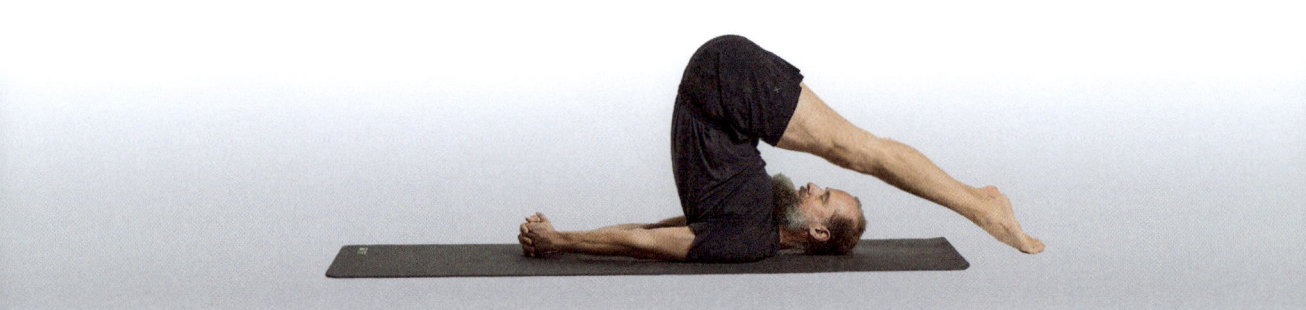

Auf dem Rücken liegen. Ausatmen und die Beine hinter den Kopf auf den Boden senken. In der Haltung sind die Beine sind über dem Kopf gestreckt und die Hände hinter dem Rücken zur Faust verschränkt. Die Arme aus den Achselhöhlen strecken und die Schulterblätter heben. Dabei die Oberarme leicht nach außen drehen. Zehen angezogen, Fußsohlen strecken und Fersen vom Oberkörper wegschieben. Mit jeder Einatmung die Brustwirbelsäule etwas mehr nach innen nehmen und die Hüften heben. Mit jeder Ausatmung die Beine etwas mehr strecken. Die Gesäßmuskeln leicht anspannen und beide Seiten des Brustkorbs dehnen.
Wenn die Füße den Boden nicht berühren, die Knie zur Stirn bringen und den Rücken weiterhin mit den Händen unterstützen.

Die Haltung für mindestens fünf Atemzüge halten.

Aus der Haltung kommen: Ausatmen, die Beine langsam anheben und den Rücken vom Gesäß aus auf den Boden abrollen. Die Hände dabei seitlich vom Körper als Bremse benutzen. Die Füße aufstellen und einige Atemzüge ruhig liegen bleiben.

>> In dieser Haltung wird die Wirbelsäule gestreckt, die Bauchorgane werden vitalisiert und die Verdauung gefördert. Erschöpfungszustände werden gelindert und der Energiepegel erhöht. Durch die Umkehr des Körpers wird möglicher Bluthochdruck reguliert. Schmerzen in den Fingern, Händen, Handgelenken, Ellbogen und Schultern werden gelindert.

9. Großes Siegel

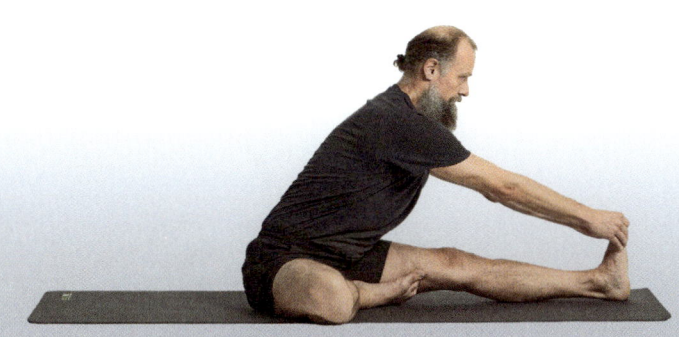

Einatmen und linkes Knie heranziehen. Das angewinkelte Bein nach links ablegen, dabei drückt die Sohle gegen den Oberschenkel (evtl. Klotz unterlegen, falls das Knie in der Luft schwebt). Die Zehen des ausgestreckten Beines heranziehen und die Kniekehle in den Boden drücken.

Ausatmen, mit langem Rücken nach vorne beugen und die Zehen greifen. In der Haltung die Länge im Rücken behalten, die Arme strecken und die Schultern weg von den Ohren ziehen. Arme, Rücken, Bein gestreckt halten und die Zehen heranziehen.

Die Haltung auf jeder Seite für mindestens zehn Atemzüge halten.

Aus der Haltung kommen: Oberkörper heben, linkes Knie heranziehen und beide Beine ausstrecken.

>> Vielleicht spürst du, wie in dieser Haltung die natürliche Atembewegung leicht eingeschränkt wird. Beckenboden und Bauchmuskeln haben hier erhebliche Stützarbeit zu leisten, gleichzeitig wird der Brustkorb gehoben. Die Gelenke zwischen den Rippen und Wirbeln werden durch die leichte Verdrehung der Brustwirbelsäule unbeweglich gehalten und das Brustbein zum Kinn hochgezogen. Der Körper wird gezwungen, auf völlig ungewohnte Art zu atmen. Etwas Neues kann sich im Inneren seinen Weg bahnen. Diesen Weg nennen die yogischen Schriften *Shushumna,* den Zentralkanal. Der Atem fließt direkt in die Wirbelsäule.
Maha Mudra streckt die Rückseite des Körpers: die äußeren Zwischenmuskeln, schrägen Bauchmuskeln, Rückenstrecker, die tiefe untere Bauchmuskulatur, die hinteren Oberschenkelmuskeln und die Wadenmuskulatur. Bewirkt werden die Aktivierung der *Bandhas* (Diaphragmen) und die Ausrichtung der Wirbelsäule.

10. Vorwärtsbeuge

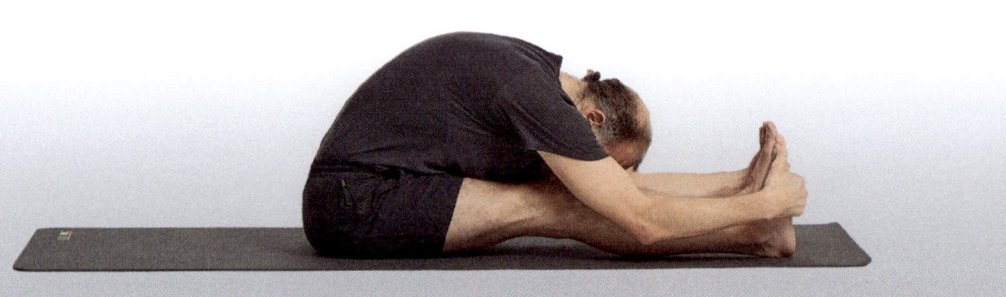

Auf dem Boden sitzen. *Einatmen:* Den Oberkörper anheben. Den Brustkorb heben. Mit einer tiefen Ausatmung nach vorne strecken. In der Haltung sind beide Beine nach vorne ausgestreckt. Füße zusammen und Zehen anziehen. Knie anbeugen und die Außenseite der Füße greifen. Den Oberkörper nach vorne beugen, Kopf entspannt hängen lassen. Die Haltung mit gebeugten Knien beginnen. Der Bauch berührt dabei die Oberschenkel. Die Beine nicht nach außen rollen lassen. Versuchen, den Rücken lang zu halten. Mit jeder Einatmung den Brustkorb etwas mehr öffnen und die Wirbelsäule verlängern. Mit jeder Ausatmung weiter nach vorne über die Beine beugen, bis die Beine schließlich maximal gestreckt sind und der Oberkörper auf den Oberschenkeln liegt. Nimm dir viel Zeit für diesen Übergang. Ganz wichtig ist es, den Rücken gestreckt zu halten und natürlich tief zu atmen.

Die Haltung für mindestens fünf Atemzüge halten.

Aus der Haltung kommen: Einatmen, den Oberkörper anheben, die Beine beugen und die Knie zum Brustkorb ziehen. Den Oberkörper strecken.

Leichtere Variante:

Die Knie so weit beugen, dass die Füße gegriffen werden können. Du kannst auch eine oder mehrere gefaltete Decken auf die Oberschenkel, Knie oder Schienbeine legen und die Stirn darauf ablegen. Bei Bedarf weitere gefaltete Decken unter die Knie legen. Nutze die Hilfsmittel vor allem, wenn du länger in der Stellung bleiben möchtest.

TIPP
Bewusstes Ausatmen vertieft die Beugung der Hüfte. Deshalb mit jeder Ausatmung den Bauch zur Wirbelsäule ziehen. Die Einatmung streckt die obere Wirbelsäule. Wichtig ist, dass der Brustkorb die Einatmung empfängt und die Ausatmung von den unteren Bauchmuskeln ausgeht.

>> Authentischer Yoga reduziert die Stimulation der Sinne, um einen bedingungslosen Zustand in Körper und Geist zu erzeugen, wo nichts geschieht außer dem Leben selbst. Hier findest du deine persönliche Authentizität, deinen Frieden und deine Kraft. Am Anfang mag dies überraschend oder ungewohnt sein, da die stimulierende Ablenkung des täglichen Lebens vermisst wird. Eine gewisse psychologische Bereitschaft, schlichtweg präsent zu sein, ist hier erforderlich. Dies ist eine ernsthafte, aber keineswegs freudlose Aktivität, die die Beobachtung und Integration jedes Aspektes des Lebens fördert. Negative Muster werden durch positive ersetzt.

11. Meditation

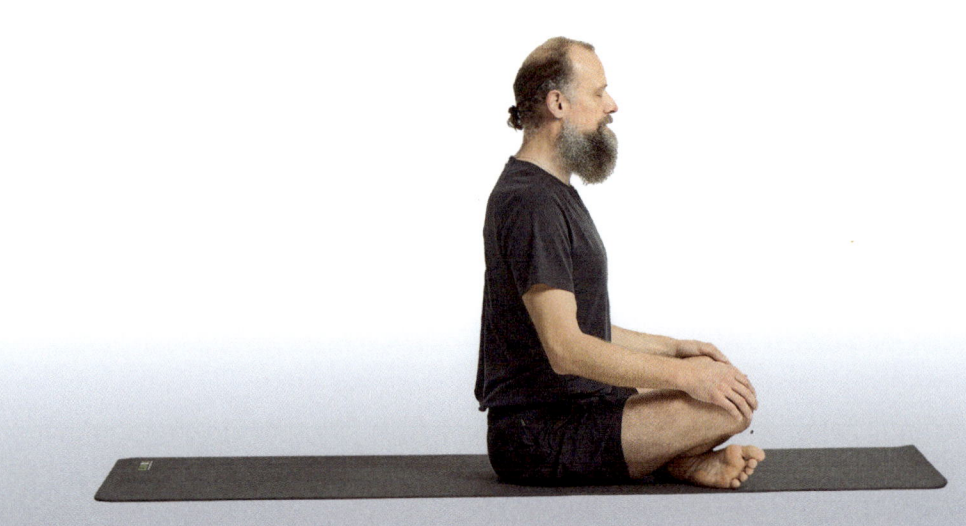

Stelle dir einen Timer oder einen Wecker auf mindestens fünf Minuten und nimm dir vor, dich für diese nächsten Minuten nicht zu bewegen. Schließe sanft die Augen. Hände auf die Oberschenkel, Handflächen nach oben oder unten. Die Wirbelsäule lang aufgerichtet. Wenn einmal eine Sitzposition gewählt ist, diese nicht mehr anzweifeln. Sitze still und bewege dich nicht mehr!

Bring die gesamte Aufmerksamkeit zum Atem. Einatmen und ausatmen. Versuche erst gar nicht, auf irgendeine besondere Art und Weise zu atmen, sondern erlaube dem Atem, frei durch den Körper zu fließen; genauso wie auch die Gedanken frei am inneren Auge vorbeiziehen. Wiederhole innerlich die Worte »Entspann dich«. Mit jeder Einatmung, »entspann« und mit jeder Ausatmung »dich«. Versuche nicht gewaltsam, mit dem Denken aufzuhören. Erlaube es den Gedanken stattdessen, frei durch den Kopf zu fließen. Und anstatt an den Gedanken festzuhalten, lass sie los.

Das Gehirn arbeitet ohne Unterbrechung. Täglich produzieren wir Millionen von Gedanken. Mehr als 98 Prozent der heutigen Gedanken sind mit großer Sicherheit schon vorher tausendmal und öfter gedacht worden: Wie langweilig … Glücklicherweise gibt es Möglichkeiten, dieses schier endlose Geplapper in unseren Köpfen abzustellen. Dieses Abstellen nennen die Yogis »Meditation«.

Dein Kopf braucht diese Ruhe, um effektiv und intelligent zu arbeiten. Es ist sinnvoll, den Kopf nur dann zu benutzen, wenn er wirklich gebraucht wird. Dann sind wir frisch. Dann ist das, was wir sagen, voller Leben, voller Autorität, voller Wahrheit.

TIPP

Gönne deinem Kopf Ruhe – er braucht das! Es ist ganz einfach: Betrachte den Verstand aus der Sicht eines Zeugen. Ganz allmählich wird der Verstand lernen, still zu sein. Der Verstand wird zu einem guten, außerordentlich machtvollen Werkzeug in der Hand der Stille. Ein Yogi kann seinen Kopf benutzen, wann immer er will, und ihn wieder abschalten, wenn er ihn nicht braucht.

>> Wo der Verstand aufhört, fängt Meditation an. Deshalb geht es während der Meditation um Beobachtung, nicht um Bewertung. Stille fördert Achtsamkeit und Bewusstsein. Lass das laufen, was im Inneren sowieso passiert. Es geht darum, sich nicht einzumischen. Nur wer sein Bewusstsein erkannt hat, kann gegenüber anderen Menschen und anderen Lebewesen wirklich respektvoll sein. Wir erkennen, dass die Umwelt nichts anderes ist als verschiedene Ausdrucksformen dieses einen, uns alle miteinander verbindenden Bewusstseins. Unser Verhalten wird achtsamer und klarer, und unsere Beziehungen beginnen zu heilen. Der große indische Mystiker Osho lehrt uns dafür drei ganz einfache Regeln: entspannt sein, wach sein und nicht urteilen.

12. Atemübung: Wechselatmung

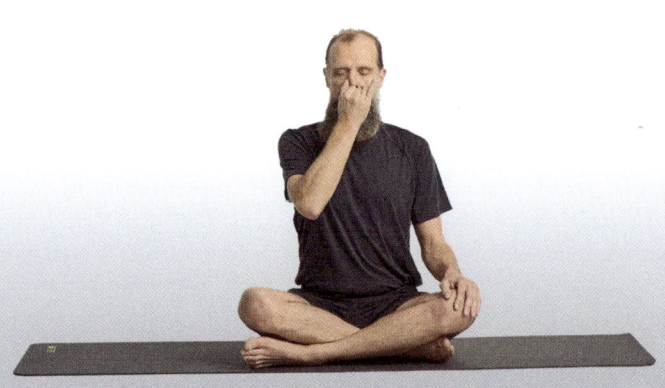

Sitze bequem mit gekreuzten Beinen, Daumen und Zeigefinger berühren sich. Die Arme sind gestreckt, die Handflächen zeigen nach oben. Das Kinn ist leicht gesenkt und dein Bauch stabil. Bring die linke Hand in Chin-Mudra, das heißt, Zeigefinger und Daumen der linken Hand berühren sich. Die rechte Hand in Vishnu-Mudra. Zeige- und Mittelfinger der rechten Hand beugen, Ringfinger und kleinen Finger ausstrecken. Lege dann die Finger locker oben an die Nasenflügel: Dorthin, wo das Harte, Knochige langsam in das Weiche der Nasenlöcher übergeht. Die rechte Hand dort halten und durch beide Nasenlöcher einatmen.

Verschließe dann mit dem Daumen das rechte Nasenloch und atme durch das linke Nasenloch aus. Durch das linke Nasenloch einatmen, danach mit dem kleinen und dem Ringfinger das linke Nasenloch verschließen und rechts ausatmen. Rechts einatmen und danach das rechte Nasenloch verschließen, links ausatmen. Das war eine Runde.

Um fortzusetzen, wieder das rechte Nasenloch verschließen und links einatmen. Diese Übung etwa 12 Runden wiederholen. Immer durch ein Nasenloch ein- und über das andere Nasenloch ausatmen. Das Kinn ist leicht gesenkt, die Konzentration auf dem Brustraum, die Bauchdecke fest, und der Atem fließt über die Nasenlöcher nach oben in den Brustkorb. Atme schließlich durch das linke Nasenloch aus, senke die Hand und verweile für einen Moment in einer stillen Wahrnehmung deiner Klarheit und Achtsamkeit. Öffne danach mit einer Ausatmung wieder sanft die Augen.

>> Durch die Wechselatmung entsteht ein ausgewogener Energiefluss im Körper. Die Aktivität in beiden Gehirnhälften wird ausgeglichen. Es entsteht ein Gefühl des Friedens und der Klarheit. Halte die Augen noch für einen kleinen Moment geschlossen und bleibe so lange still sitzen, wie es dir angenehm ist.

13. Entspannung

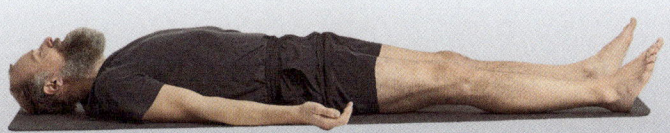

Auf den Rücken legen. Eventuell eine Decke rollen und diese unter die Kniekehlen legen. Eventuell etwas unter den Kopf, damit der Nacken entspannen kann. Füße und Beine fallen ganz natürlich nach außen. Die Schulterblätter schmelzen in den Boden, Arme lang neben dem Körper. Die Handflächen zeigen als Geste der Offenheit nach oben. Die Augen schließen oder ein kleines Kissen über die Augen legen. Gib den Körper ganz der Entspannung hin.

Innerlich wiederholen: Zehen entspannen, Füße entspannen, Beine entspannen, Hüften entspannen, Gesäß entspannen, unteren Rücken entspannen, mittleren Rücken entspannen, oberen Rücken entspannen, Bauch entspannen, Brustkorb entspannen, Finger entspannen, Hände entspannen, Arme entspannen, Schultern entspannen, Schulterblätter entspannen, Nacken entspannen, Gesicht entspannen, Mund entspannen, Zunge entspannen, Kiefer entspannen, Lippen entspannen, Wangen entspannen, Nase entspannen, Augen entspannen, Stirn entspannen, Kopfhaut entspannen. Der ganze Körper ist entspannt. Mit jedem Augenblick, der vergeht, wirst du ruhiger und gelassen.

Für mindestens 10 Minuten still liegen.

Beginne nach etwa 10 Minuten die Zehen und Finger langsam zu bewegen und die Atmung zu vertiefen. Arme weit über den Kopf strecken. Einatmen, den rechten Arm und das rechte Bein länger ziehen, dann die linke Seite. Ausatmen und loslassen. Einatmen und beide Seiten lang ziehen. Ausatmen und loslassen. Knie anbeugen und auf die rechte Seite rollen. Kurz auf der Seite liegen bleiben. Kuschle dich zusammen und genieße. Bleib ganz weich, und eine tiefe Wärme wird dich durchströmen. Beuge jetzt die Knie an und rolle dich auf die rechte Seite. Spüre die Geborgenheit und die Vertrautheit mit deinem Körper. Nimm wahr, dass du komplett versorgt bist. Und lass jeden Zweifel los, dass irgendetwas mit dir nicht stimmt.

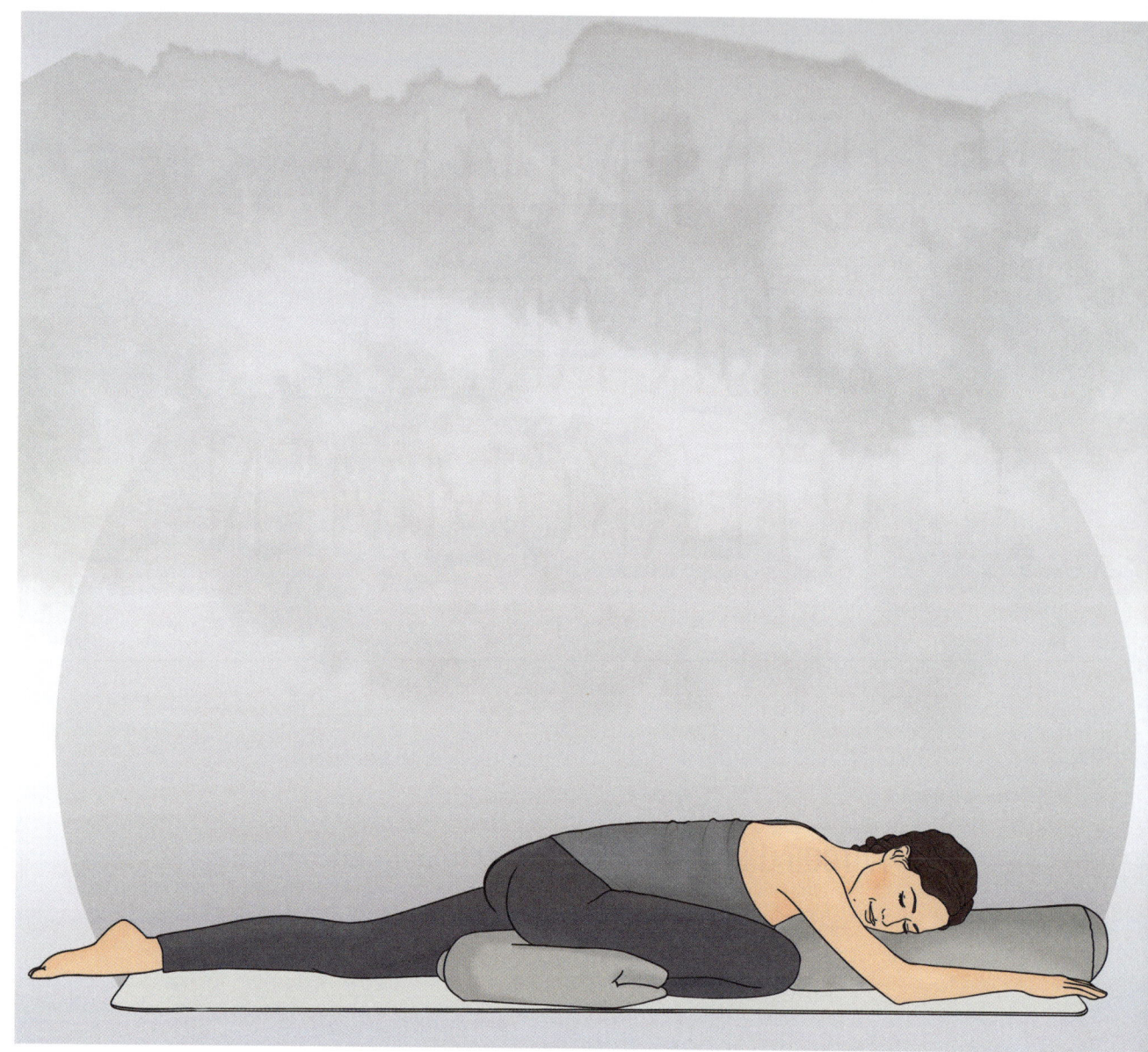

Die Erfahrung von Verbundensein mit dem Leben, die Erfahrung, Teil von etwas Größerem zu sein, ist die wesentliche Wirkung von Yoga. Weil wir uns in der Tiefe unseres Seins genau danach sehnen, ist es verständlich, dass Yoga in der heutigen Zeit so beliebt und wichtig geworden ist.

15 MINUTEN FÜR ALLE: RUNTERKOMMEN

Aufbau deiner Yin-Yoga-Übungseinheit:

1. Ankommen
2. Libelle
3. Schlafender Schwan
4. Sphinx
5. Stellung des Kindes mit Schulterdehnung
6. Liegender Schmetterling
7. Ausruhen
8. Nachspüren

1. Ankommen

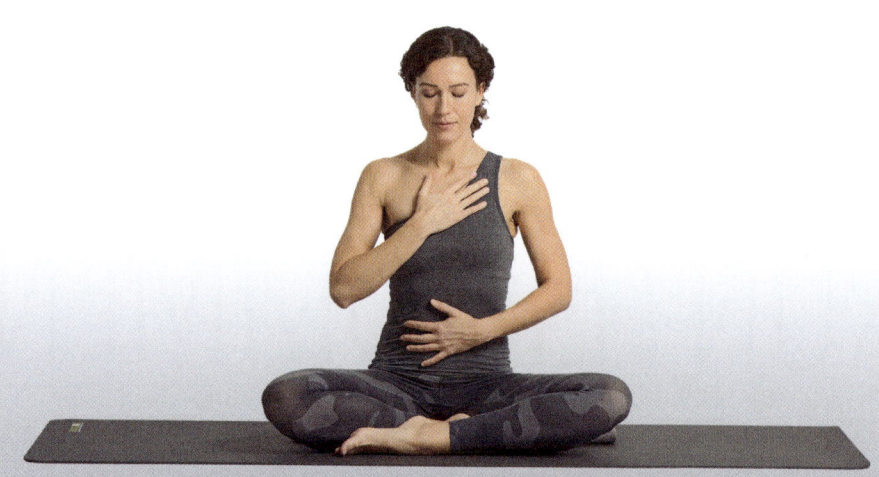

Sitze aufrecht und lege eine Handfläche auf den Bauch und eine auf den Brustraum. Spüre dich. Gib allen Gefühlen und Gedanken den Raum, den sie jetzt brauchen, um wirklich gefühlt zu werden. Benenne innerlich, was du fühlst, und erlaube deinen Empfindungen zu tun, was immer sie wollen. Sie dürfen stärker werden, sich verändern oder bleiben, wie sie sind. Deine einzige Aufgabe besteht darin, zu spüren, was ist, und ihnen in voller Akzeptanz deine liebevolle Beachtung zu schenken. Übe dich hier in Selbstakzeptanz und komm immer tiefer mit dir selbst in Kontakt.

2. Libelle

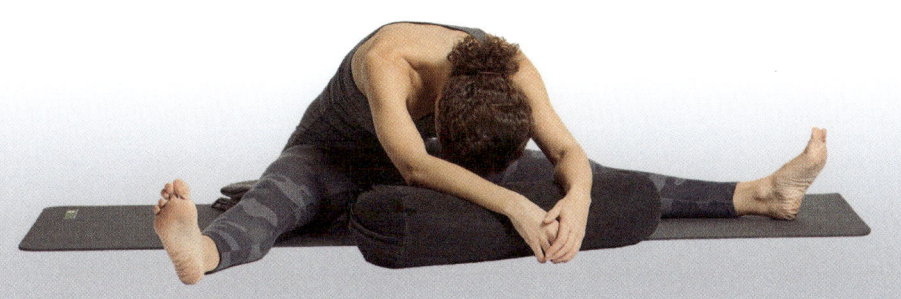

Strecke im Sitzen die Beine lang nach vorne aus und spreize sie so weit wie möglich. Entspanne die Muskulatur der Beine und die Füße. Lass den Oberkörper mit rundem Rücken nach vorne sinken und lege die Hände und vielleicht auch die Unterarme locker zwischen den Beinen ab. Falls die Unterarme nicht auf dem Boden liegen, nimm die Blöcke flach oder ein Bolster quer unter die Unterarme. Wenn es sich im Nacken gut anfühlt, lass den Kopf gern hängen. Ansonsten stelle die Ellbogen auf und lege die Stirn in die Handflächen. Stelle alternativ das Bolster längs vor dir auf und lege die Stirn auf das Bolster.

Verwendete Hilfsmittel: Decke unter dem Gesäß, um die Vorbeuge zu vereinfachen. Blöcke flach oder ein Bolster quer unter den Unterarmen. Block oder Bolster längs aufgestellt, um den Kopf zu stützen und den Nacken zu entlasten. Bolster längs unter dem Oberkörper.

>> Die Libelle dehnt Hüften, Leisten und Oberschenkelrückseiten sowie die Kniekehlen. Bei Frauen werden zusätzlich die Eierstöcke stimuliert. Der Harnblasenmeridian (unterer Rücken längs der Wirbelsäule, Beinrückseiten) und der Leber-, Nieren- sowie Milzmeridian (Beininnenseiten) werden aktiviert.

3. Schlafender Schwan

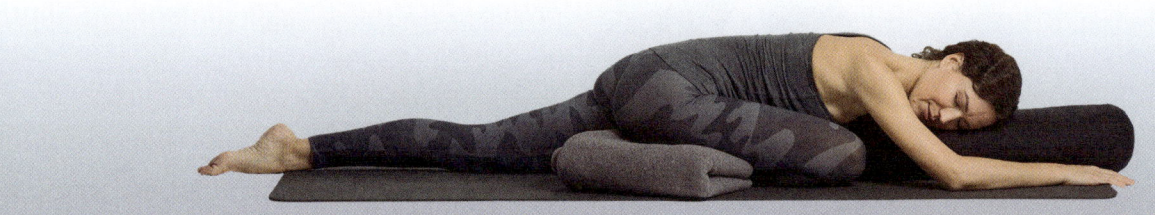

Komm in den Vierfüßlerstand, lege das Bolster längs vor dich auf die Matte und die gefaltete Decke links neben die Matte. Ziehe das linke Knie hinter das linke Handgelenk. Bewege den linken Fuß ein wenig nach rechts, sodass er unter der rechten Leiste liegt. Stelle die rechten Zehen auf, hebe das rechte Knie leicht an und setze es etwas nach hinten, sodass die linke Gesäßhälfte nach unten sinkt. Strecke die rechten Zehen nach hinten aus. Ziehe die Decke unter die linke Gesäßhälfte und setze dich auf die Decke. Der linke Oberschenkel befindet sich parallel zum seitlichen Mattenrand. Komm auf die Unterarme und lege den Oberkörper langsam auf dem Bolster ab. Drehe den Kopf auf die angenehmere Seite.

Verwendete Hilfsmittel: Decke unter dem Gesäß, um die Hüftöffnung zu vereinfachen. Bolster längs unter dem Oberkörper, um die Haltung zu mildern.

>> Im Schlafenden Schwan erlebst du durch das Wirken der Schwerkraft und der starken Außenrotation der vorderen Hüfte eine intensive Hüftdehnung. Die Übung kann helfen, PMS zu lindern. In der Haltung werden auf der Beininnenseite Leber-, Nieren- und Milzmeridian, der Gallenblasenmeridian an der Beinaußenseite und der Harnblasenmeridian (unterer Rücken längs der Wirbelsäule) stimuliert.

4. Sphinx

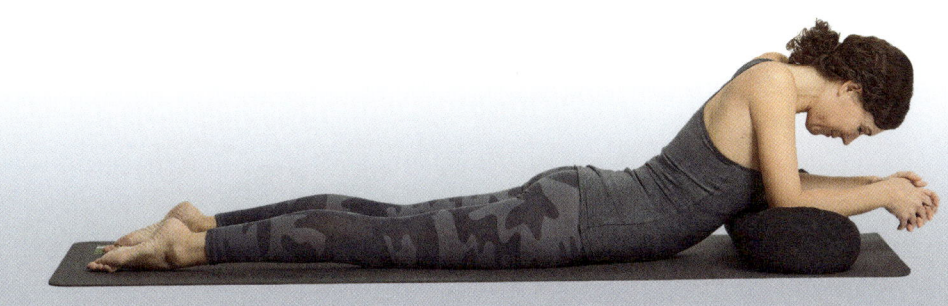

Komm über den Vierfüßlerstand zum Liegen auf dem Bauch. Setze die Ellbogen unter die Schultern. Die Unterarme zeigen parallel zueinander nach vorne, die Handflächen zum Boden. Wenn dir diese Position zu viel Druck im unteren Rücken verursacht, kannst du mit den Ellbogen ein paar Zentimeter nach vorn rutschen, dann wird die Haltung milder. Lass den Brustkorb zwischen den Schultern etwas nach unten sinken und den Kopf hängen, wenn der Nacken es erlaubt. Für eine intensivere Dehnung der Körpervorderseite lege das Bolster quer unter die Unterarme.

Verwendete Hilfsmittel: Bolster quer unter den Unterarmen, um die Rückbeuge zu vertiefen. Dies begünstigt die natürliche Kurve der Wirbelsäule und wirkt besonders wohltuend für Menschen mit Bandscheibenvorwölbungen oder -vorfällen.

>> Die Sphinx dehnt die Körpervorderseite auf sanfte Weise (bei intensiverer Rückbeuge auch den Magen). Zwischen dem 2. und 3. Lendenwirbel befindet sich das Nierenzentrum (»Tor des Lebens«), in dem unsere Lebensenergie gespeichert ist. Der Harnblasenmeridian (unterer Rücken längs der Wirbelsäule), die Nieren-, Magen- und Milzmeridiane (Körpervorderseite) sowie die Nieren und Nebennieren werden durch sanften Druck stimuliert.

5. Stellung des Kindes mit Schulterdehnung

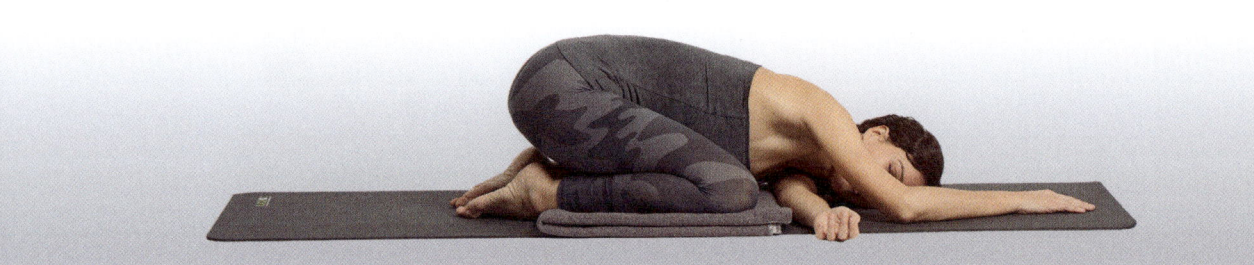

Komm in den Vierfüßlerstand und nimm die Knie mattenbreit auseinander. Setze dich auf die Fersen, lege die Stirn auf den Boden und strecke die Arme lang nach vorne aus. Solltest du nicht gut auf den Fersen sitzen können, lege dir ein Bolster oder eine gerollte Decke auf die Fersen und setze dich darauf. Ziehe nun den rechten Arm zurück und strecke ihn lang unter dem linken Arm zur Seite aus, sodass die rechte Handfläche zur Decke zeigt und die rechte Schulter und Wange am Boden liegen. Solltest du keine Dehnung in der Außenseite des rechten Arms und der Schulter wahrnehmen, ziehe die Schulter ein wenig nach rechts und lass die linke Schulter tiefer sinken. Wechsle nach 3 Minuten den Arm.

Verwendete Hilfsmittel: Bolster oder gerollte Decke unter das Gesäß, falls das Sitzen auf den Fersen nicht geht. Eine Decke unterlegen, falls Knie und Fußgelenke empfindlich sind.

>> Hier erfährst du eine sanfte Dehnung der Wirbelsäule. Die Haltung wirkt beruhigend, reguliert den Blutdruck und fördert durch leichtes Zusammendrücken des Magens und der Brust die Verdauung. Wenn der Kopf gestützt ist, können Rücken- und Nackenbeschwerden gelindert werden. Die Schulter wird gedehnt. Die Haltung komprimiert auf der Körpervorderseite den Magen- und Milzmeridian und dehnt auf der Körperrückseite den Nieren- und Harnblasenmeridian. Außerdem werden an der Armaußenseite Dünn- und Dickdarmmeridian aktiviert.

6. Liegender Schmetterling

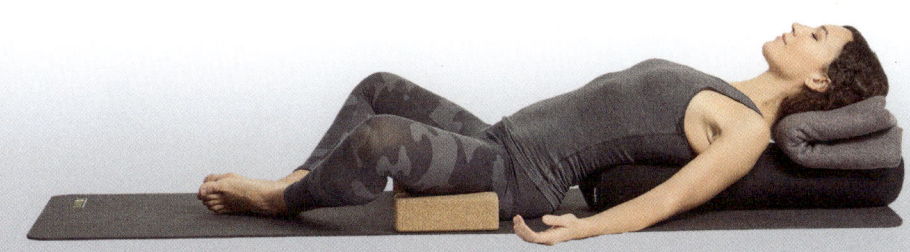

Lege das Bolster längs auf die Matte und die Decke auf den hinteren Teil des Bolsters. Setze dich mit dem Rücken zum Bolster und stelle die Füße auf. Nimm zwei Blöcke rechts und links neben das Becken. Lege dich so zurück, dass der Rücken auf dem Bolster und der Kopf etwas erhöht auf der Decke liegt. Hebe das Gesäß ein wenig an und verlängere den unteren Rücken. Setze das Gesäß sanft wieder ab. Stelle die Füße etwa einen halben Meter vor dem Becken auf, lege die Fußsohlen aneinander und lass die Knie nach außen sinken, bis die Oberschenkel auf den Blöcken liegen. Platziere die Blöcke so, dass du eine nicht zu intensive Dehnung der Beininnenseiten spürst. Solltest du keine Dehnung wahrnehmen, kannst du die Blöcke auch ganz zur Seite legen. Nimm die Arme so weit zur Seite, dass du eine leichte Dehnung der Arminnenseiten und der Innenschultern fühlst, und drehe die Handflächen nach oben.

Verwendete Hilfsmittel: Bolster unter dem Rücken, Decke unter dem Kopf und Blöcke seitlich unter den Oberschenkeln, um die Dehnung der Beininnenseiten und Hüften zu mildern.

>> Der liegende Schmetterling dehnt die Hüftgelenke, den Brustkorb und den Herzraum. Er hilft, die Menstruation zu regulieren, und unterstützt die natürliche Funktion der Eierstöcke. Die Haltung wirkt auf die Nieren-, Leber- und Milzmeridiane (Beininnenseiten) sowie auf Herz- und Lungenmeridian (Arminnenseiten).

7. Ausruhen

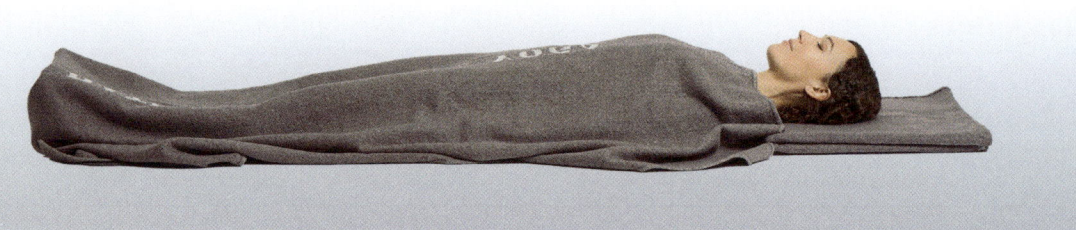

Deck dich gut zu, damit du nicht auskühlst, und lege dich weich und bequem auf dem Rücken zurück. Lass dich unter die Oberfläche sinken.

8. Nachspüren

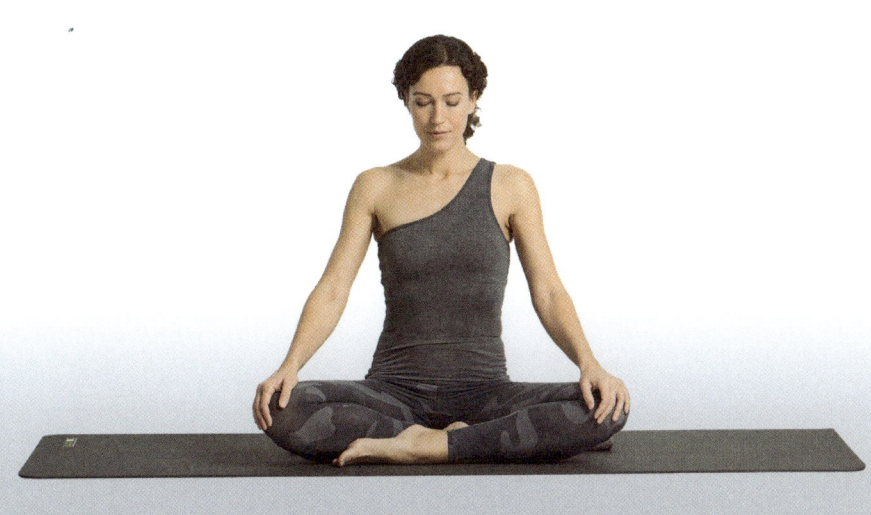

Komm noch mal kurz zum Sitzen und gib dir einen Moment die beruhigende Wirkung deiner Praxis zu spüren.

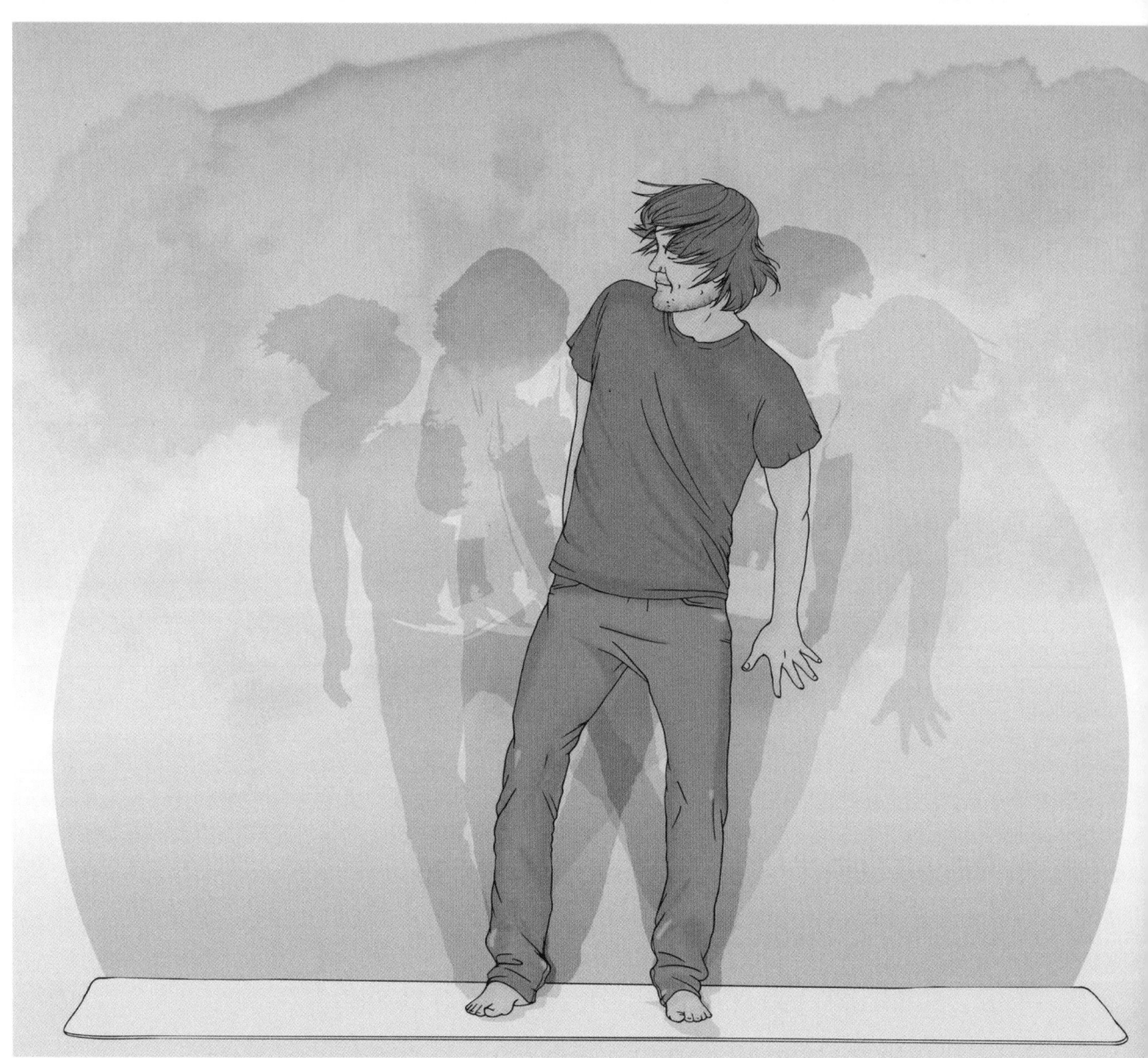

Es gibt Tage, da hilft nur noch das Schütteln.

Du schüttest dir quasi den Stress und die Anspannung vom Leib.

Damit wird dein Kopf ganz schnell wieder frei –

und du wieder etwas menschlicher.

15 MINUTEN FÜR ALLE: SCHÜTTELN

Aufbau deiner Übungseinheit nach Osho (Kundalini-Meditation):

1. Schütteln (15 Minuten): frei im Raum stehend, Füße fest am Boden und den ganzen Körper schütteln
2. Tanzen (15 Minuten): freie, unkontrollierte Bewegungen im Raum zu Musik
3. Meditation (15 Minuten): sitzend auf einem Meditationskissen
4. Stille (15 Minuten): liegend

Kundalini-Meditation

Eine der allgemein größten Ängste besteht darin, die Kontrolle zu verlieren: über die Lebensumstände, die Gefühle und besonders über den Körper. Doch um den Zustand tiefer und wahrhaftiger Heilung zu erfahren, ist es häufig notwendig, Kontrolle abzugeben.

Die »Schüttel-Technik« ist eine der ältesten Therapieformen. Anthropologische Studien belegen, dass Schütteln in vielen Kulturen rund um den Globus als Heilmittel angewandt wird. Schütteln (auch Bio-Energie-Meditation oder Kundalini-Meditation nach Osho) kann eine zutiefst spirituelle Praxis sein, die hilft, die eigene Kraft zu wecken und Körper und Geist zu heilen. Es gibt dabei nichts zu tun, als zu schütteln und damit physische und emotionale Spannungen aufzulösen. Tiefsitzende energetische Blockaden lösen sich, und die derart gebundene Energie kann sich beispielsweise in Form von Lachen, Weinen, Husten oder ekstatischen, unkontrollierten Bewegungen entladen.

Erfahrene spirituelle Persönlichkeiten und Heilende auf der ganzen Welt lehren, dass Heilung immer von selbst geschieht und selten durch den Verstand bewirkt wird. Wenn du zulässt, dich wieder mit der Energie zu verbinden, kann Transformation geschehen. Tiefe innere Blockaden können gelöst werden. Diese Erfahrung kann enorm befreiend wirken. Das Gedankenkarussell im Kopf kommt zur Ruhe und erlaubt uns, intensiver zu fühlen und weniger zu denken.

Physiologisch betrachtet kommt es beim Schütteln zunächst zu einer erhöhten Durchblutung und Herzfrequenz, danach zu einem Abfall des Blutdrucks mit niedriger Herzfrequenz, Muskelentspannung, einer Verstärkung der Alpha- und Theta-Gehirnwellen sowie gesteigerter Aufmerksamkeit und Wahrnehmungsfähigkeit. Tatsächlich beginnt das gesamte Energiefeld zu vibrieren. Dies wirkt wie eine einzigartige Energiedusche und schafft innerhalb von 15 Minuten alle Voraussetzungen für einen perfekten Tag oder Abend. Das Schütteln hilft dir, alle Gelenke, Muskeln, Sehnen und Bänder zu entspannen. Es regt deine Organe an und stimuliert dein Lymphsystem. Erst wenn die Energie als Ganzes fließt und du den Körper als Einheit wahrnimmst, geschieht eine Verwandlung, in der sich dein Body-Mind-System nicht mehr nach der Vergangenheit ausrichtet, sondern sich für die Impulse der Gegenwart öffnet.

EXKURS: »KUNDALINI«

Der Begriff *Kundalini* stammt aus dem Sanskrit und bedeutet »Ring«, »Spirale« oder »Schlange«. Schon früheste archäologische Funde belegen die Verwendung einer Schlangensymbolik zur Darstellung göttlicher Urkraft sowie geistiger und körperlicher Heilung. Häufig finden wir eine Schlange, die sich selbst in den Schwanz beißt, als Zeichen für die mystische Kehrtwendung. Die Schlange hat sich sich selbst zugewandt, das Bewusstsein fällt auf sich selbst zurück. Der Kreis schließt sich in den Urzustand der Einheit. Die Kundalini steht symbolisch für das gesamte individuelle Energiepotenzial des Menschen und für die schöpferische Urkraft des Universums.

Das Ziel jeder Yogapraxis wird darin beschrieben, die am unteren Ende der Wirbelsäule ruhende kosmische Energie zu erwecken und über die Energiezentren entlang nach oben aufsteigen zu lassen, dabei eine Reihe von Energiezentren zu öffnen und so das gesamte Potenzial an Lebenskraft bereitzustellen. Die schüttelnden Bewegungen vermögen die Kraft der Kundalini zu erwecken. Erreicht sie das oberste Energiezentrum, soll sie sich mit der kosmischen Seele vereinigen. Der Mensch kann so höchste Glückseligkeit erlangen. Erst hier vereinigt sie sich in ihrer transformierten Form mit den kosmisch-spirituellen Kräften.

Im Yoga wird mit »Kundalini« die gebündelte Energie des menschlichen Körpers und der menschlichen Psyche bezeichnet. Das Schütteln innerhalb dieser Struktur unterstützt, dass die Kundalini-Energie sich schließlich nach innen ausbreitet und ein Zustand von Meditation entstehen kann.

Musikempfehlungen für das Schütteln
- » Klassiker: Osho-Kundalini-Meditation – 1st Stage (14:42 min)
- » Drums: Joora Sain & Pappu Sain – Dhol (Pakistani Soul Music) (5:33 min)
- » Soul: Eric Clapton – Lay Down Sally (3:52 min)
- » Crazy Beats: Missy Elliott – Get Ur Freak on (3:57 min)
- » Slow Beats: Future – Mask Off (3:23)
- » Fast Beats: Lil Peep – Benz Truk (remix) (2:40 min)

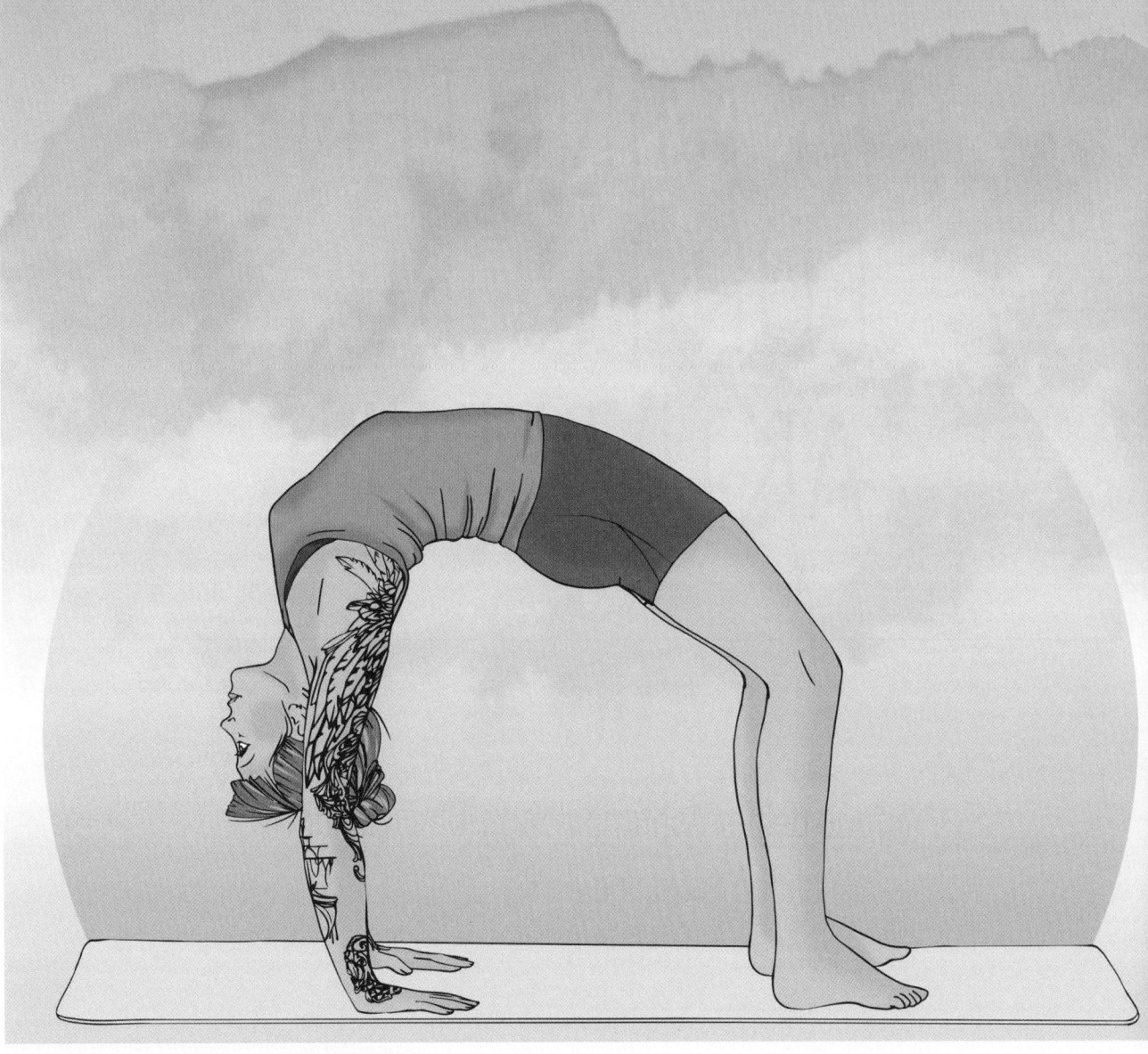

Wenn die Zeit knapp ist, hier eine gekürzte und sehr fortgeschrittene Yogaroutine aus dem Ashtanga Yoga. Genieße die Wirkung des Ashtanga Yoga mit dieser kurzen Sequenz (»Minimum Daily Routine« oder MDR), die vom Yogapionier David Swenson zusammengestellt wurde.

15 MINUTEN FÜR PROFIS: AKTIVIEREN

Aufbau deiner Ashtanga-Yoga-Übungseinheit:

1. 5 Runden Ashtanga A
2. 3 Runden Ashtanga B
3. Paschimottanasana
4. Marichyasana C
5. Navasana
6. Urdhva Dhanurasana
7. Padmasana
8. Savasana

1. Sonnengruß Ashtanga A

Beginne deine Praxis mit 5 Runden *Surya Namaskara A* und 3 Runden *Surya Namaskara B*. (Beschreibung siehe Kapitel »Sonnengruß«)

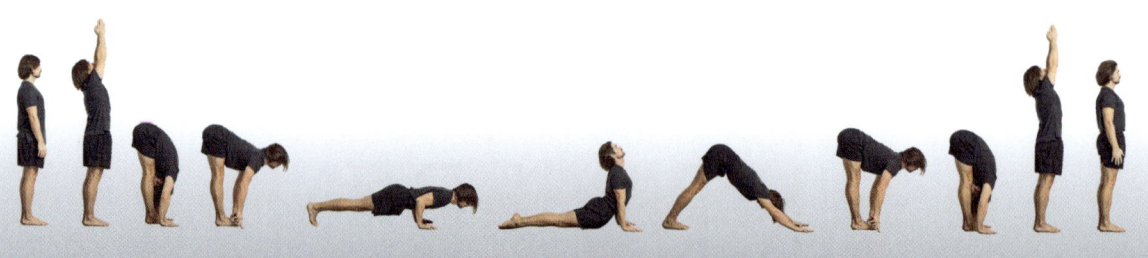

2. Sonnengruß Ashtanga B

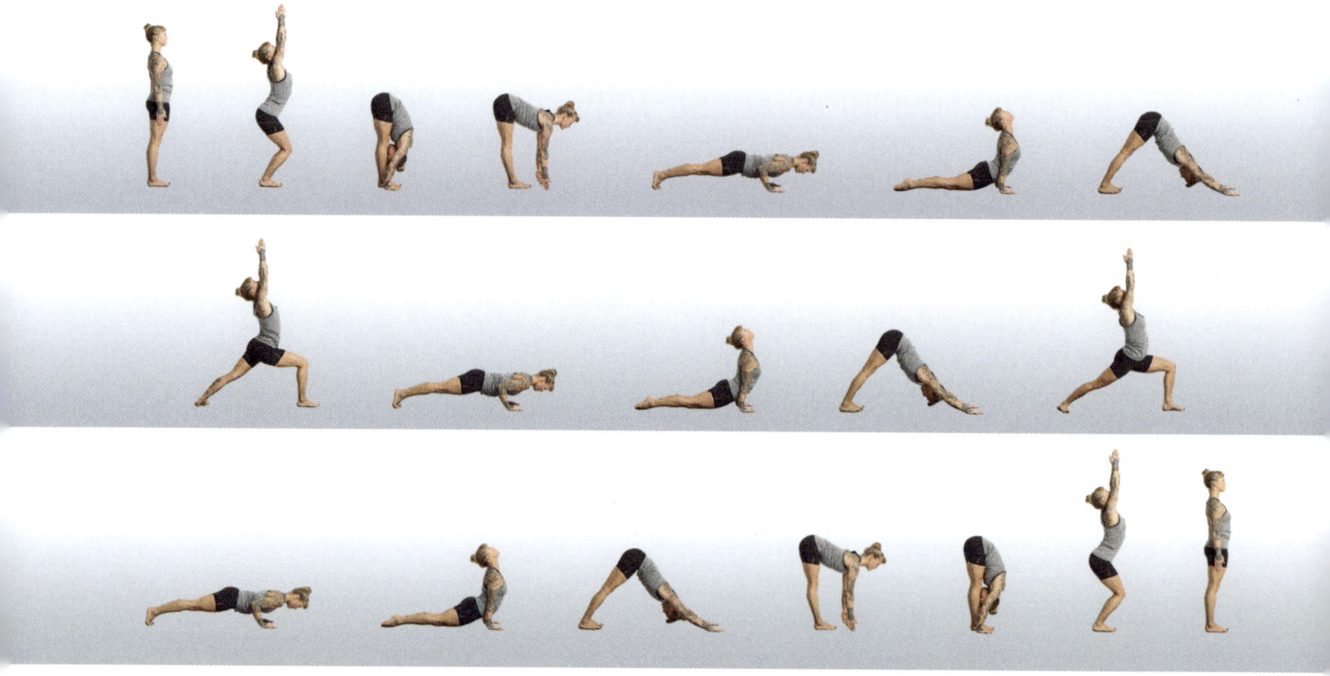

3. Paschimottanasana

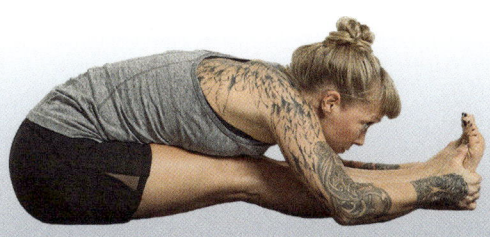

Im Sitzen einatmen und die Arme nach oben strecken. Den Bauch und den Oberkörper verlängern. Beine aktiv. Ausatmen und mit den ersten beiden Fingern jeder Hand die großen Zehen greifen. Einatmen, aufrichten und mit der Kraft der Schultern Brust und Wirbelsäule verlängern. Ausatmen und lang über die Beine nach vorne strecken. Die Arme ziehen dich aktiv nach vorne. Erzeuge Widerstand mit den Füßen: Drücke die Fußballen aktiv nach vorne und ziehe die Zehen heran. Halte hier für 10 Atemzüge. Dabei wird der Rumpf aus dem Langsitz mit gestreckten oder gebeugten Beinen (gerne mit einer Rolle unter den Knien) aus dem Hüftgelenk nach vorne gebeugt. Die Wirbelsäule bleibt zunächst ganz gestreckt, und erst dann, wenn der Bauch auf den Oberschenkeln abgelegt wird, kann die Rückenmuskulatur entspannt und der Rücken leicht gerundet werden. Die Beine werden, je nachdem, wie weit sie an der Rückseite gedehnt werden sollen, mehr oder weniger gestreckt. Nacken und Kopf werden in der Verlängerung der Wirbelsäule gehalten.

>> Der Schwerpunkt der ersten Serie des Ashtanga Yoga liegt auf den nach vorne gebeugten Haltungen, den Vorwärtsbeugen. Es gibt sie in sitzenden oder stehenden Positionen. Den Vorwärtsbeugen wird eine beruhigende Wirkung auf das Nervensystem zugesprochen. Sie können dich dabei unterstützen, Kontakt zu den inneren Mysterien und Ereignissen des Lebens aufzunehmen. Paschimottanasana ist die siebte Haltung der Ersten Serie und die zweite sitzende Haltung. Sie stimuliert die Bauchmuskeln und -organe. Der ganze Rücken wird gedehnt. Die Haltung fördert die Verdauung, massiert das Herz und die Wirbelsäule und erhöht die Vitalität.
Paschimottanasana hat drei zunehmend tiefer gehende Variationen: A, B und C, die sich durch unterschiedliche Handpositionen unterscheiden.

4. Marichyasana C

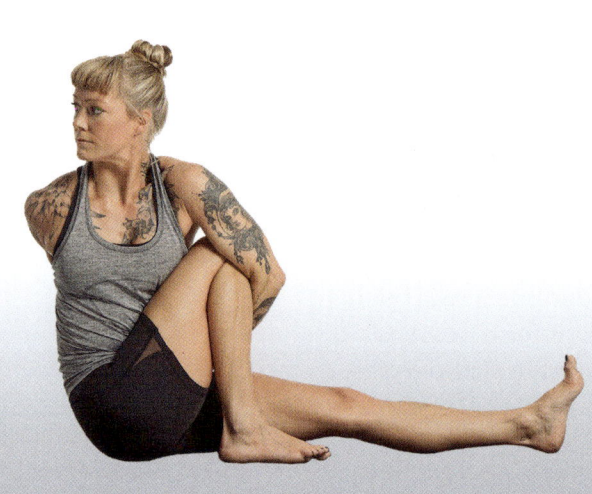

Versuche, dich nicht mit dem Oberkörper in diese Haltung hinein zu »arbeiten«. In Wirklichkeit entfaltet sich die Haltung aus dem Becken und dem unteren Bauch. Der Oberkörper spielt eher eine unterstützende, verfeinernde Rolle.

Das rechte Bein ist wie bei Marichyasana A in eine hockende Position gebogen, das linke gestreckt. Es ist wichtig, dass sich das rechte Bein in einer echten Hocke befindet und das Gewicht des Körpers trägt. Die Beine halten ein Gefühl von Kraft und Stabilität. Die Standardposition ist normalerweise, dass sich die Hüften auf dem Boden befinden und das Körpergewicht tragen.

Obwohl es bei allen Marichyasana-Variationen wichtig ist, dass die Hüften beweglich sind, ist dies bei den gedrehten Variationen besonders relevant. Das Gewicht in den Sitzknochen ist sowohl immobilisierend, verhindert also eine vollständige Drehung, als auch gefährlich für die sakrolumbale Verbindung, die in ihrer anfälligsten Ausrichtung (Flexion + Drehung) eine erhöhte Krafteinwirkung erfahren würde. Das Becken sollte neutral und nicht nach hinten geneigt sein.

Das Gewicht also nach vorne verlagern, damit sich der rechte Sitzknochen leicht vom Boden abhebt und das Gewicht in den rechten Fuß gelangt. Die linke Hüfte bleibt auf dem Boden.

Versuche NICHT, die Hüften in irgendeiner Drehung »quadratisch« zu halten. Wenn das Becken starr gehalten wird, besteht ein höheres Verletzungsrisiko, da die Kraft nicht richtig zwischen Wirbelsäule und Ilia (IS-Gelenk) übertragen werden kann. Das IS-Gelenk ist die Verbindung zwischen den beiden Hüfthälften *(Ilia)* und der Wirbelsäulenbasis (Kreuzbein) und dient als Verbindung zwischen Unterkörper und Rumpf.

In vielen westlichen Körpern ist dieses Gelenk mit unseren Sitz- und Übungsmustern verwachsen oder unbeweglich. Diese Unbeweglichkeit äußert sich häufig in Symptomen wie Rückenschmerzen oder einem »Buckel« *(Kyphose)*. In Rückbeugen ist eine gesunde Bewegung des IS-Gelenks unerlässlich, um eine Überbeanspruchung der Lendenwirbelsäule zu vermeiden.

Beim Drehen ist es wichtig, sich leicht zurückzulehnen, um sicherzustellen, dass die Bewegung vollständig von den Hüften kommen kann. Nutze die Kraft der Ausatmung, um dich zu drehen. Wenn du dich nicht zurücklehnst, können das Becken und die Lendenwirbelsäule nicht an der Bewegung teilnehmen.

Die nächste Aktion ist das Binden der Arme um das gebogene Bein. Das Binden in dieser Haltung ist recht anspruchsvoll. Beide Arme sind in voller Innenrotation, und die Brust muss angehoben werden. Verwende nach dem Binden die Kraft des gebundenen Beins, um die Drehung zu vertiefen. Das Zusammenspiel von Widerstand zwischen dem gebundenen Bein und dem Bindungsarm ermöglicht es, dass sich dein Rücken streckt, die Schultern gedehnt und entspannt werden und die Drehung somit vertieft wird.

> *Marichi* bedeutet »Lichtstrahl« und beschreibt einen der Aspekte der Sonne (»der Meister der Illusionen, der uns aus Träumen oder Wahnvorstellungen erweckt«). Dazu ist es auch der Name eines Weisen (einer der sieben Rishis der Veden).

Marichyasana C ist die sechzehnte Haltung der Ersten Serie und die elfte sitzende Haltung. Es gibt vier Variationen von Marichyasana (A, B, C, D). A & B sind Vorwärtsfalten (gerades Bein / Lotos). C & D sind Drehungen (gerades Bein / Lotos).

Das Gemeinsame der Marichyasana-Haltungen ist das Lockern des Iliosakralgelenks (IG) – wichtig also für alle, die in tiefe Rückbeuge- und Lotushaltungen wollen – und die Verbesserung der Beweglichkeit des Schultergürtels durch das Greifen der Hände hinter dem Rücken.

Alle Varianten von Marichyasana enthalten eine Drehung des Rumpfes gegen das fixierte Becken. Die Haltungen der Arme und der Beine variieren. Jede Form von Drehbewegung hilft bei Rücken- und Kopfschmerzen sowie bei Steifheit im Nacken- und Schulterbereich. Durch die Drehung werden die Nieren und die Bauchorgane aktiviert. Dies fördert die Verdauung und regt den gesamten Stoffwechsel an. Die Wirbelsäule wird beweglich und die Hüften geschmeidig.

5. Navasana

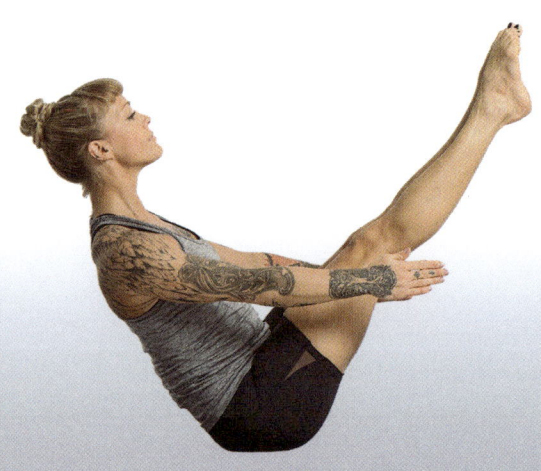

Beginne im Sitzen mit gestreckten Beinen. Lehne dich leicht zurück und stütze die Hände einige Zentimeter hinter dem Becken auf. Hebe die Brust an, beuge die Beine und bring die Beine so weit nach oben, bis die Unterschenkel parallel zum Boden ausgerichtet sind. Führe die Oberschenkel näher zum Oberkörper und bewege die hinteren Rippen und die Schulterblätter nach vorne. Strecke mit einer Ausatmung die Beine aus, ohne den Rücken rund werden zu lassen.

Das Gleichgewicht auf den Sitzknochen halten und versuchen, das Becken nach vorne zu kippen. Wenn sich das Gewicht auf dem Kreuzbein oder dem Hüftrücken befindet, bist du zu weit nach hinten gerollt. Lege die Hände hinter dich, um die Schlüsselbeine zu verlängern und den Brustkorb anzuheben. Die Knie zusammen, die Beine kräftig und die Zehen gespreizt. Strecke dich durch die Wurzeln der großen Zehen vorwärts. Richte den Blick die Nase entlang. Behalte diese Aktionen und nimm im Laufe der Zeit die Hände vom Boden, indem du sie parallel zum Boden gerade ausstreckst. Arbeite als Nächstes an der Beinestreckung. Opfere keine der zuvor festgelegten Ausrichtungen, um die Beine zu strecken. Bleibe geduldig, damit sich die Kraft entfalten kann.

Die vollständige Haltung ist sehr komplex. Der untere Bauch zieht zur Wirbelsäule. Die Wirbelsäule bewegt sich nach vorne, um die Vorderseite des Oberkörpers zu unterstützen. Die Schulterblätter nach unten und vorne in

Richtung Brust schieben, während diese sich weitet. Die Arme und Beine bleiben aktiv. Die Integration des ganzen Körpers verleiht uns ein Gefühl von physischer Stärke, Geschmeidigkeit sowie emotionaler Ausgeglichenheit.

>> *Navasana*, das Boot, ist die achtzehnte Pose der Ersten Serie und die dreizehnte sitzende Haltung in der kompletten Ashtanga-Serie. Navasana ist in erster Linie eine kraftbildende Haltung, die die Hüftbeuger, die Bauch- und die Rückenmuskulatur entwickelt. Navasana stärkt somit die Mitte, fördert das Selbstvertrauen und ist eine gute Übung zur Stärkung der geraden und seitlich verlaufenden Bauchmuskeln.

TIPP

Die Position wird idealerweise mit gerader und neutraler Wirbelsäule ausgeführt. Dadurch können die Bauchmuskeln gestärkt werden, ohne sich zu verkürzen und zu verhärten. Das Ausführen von Navasana mit einer gebeugten Wirbelsäule oder die Kombination mit Crunches oder Sit-ups trägt zu einer schlechten Körperhaltung, Rückenschmerzen und einer verminderten Organfunktion bei, die in westlichen Gesellschaften bereits weitverbreitet sind. Stattdessen muss sich die Kraft hier über den gesamten Längenbereich des Muskels gleichmäßig entwickeln. Auf diese Weise werden der Psoas und der Quadrizeps zur Aufrechterhaltung der Position stimuliert. Gerade ein geschmeidiger und starker Psoas ist Voraussetzung für eine gute Körperhaltung und eine funktionelle Bewegung. Es ist daher besser, zunächst mit gerader Wirbelsäule und angehobenem Herzen und Kopf zu üben, anstatt die Beine gerade zu halten. Sobald sich die erforderliche Kraft entwickelt, können die Beine vollständig gestreckt werden.

6. Urdhva Dhanurasana

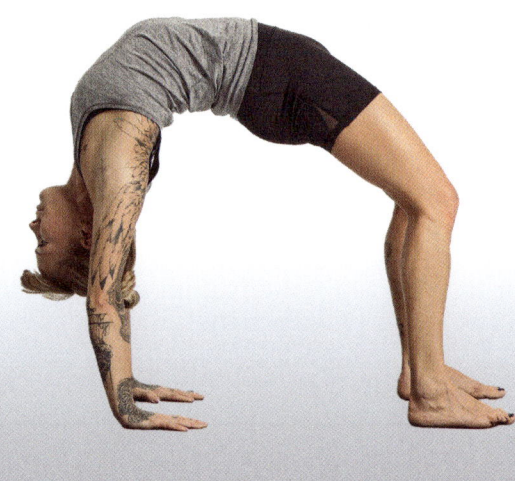

Auf dem Rücken liegen, Beine angewinkelt und Füße aufgestellt.

Einatmen: Die Handflächen neben die Ohren auf den Boden drücken. Den Scheitel auf den Boden aufstellen. Die Finger spreizen und Hände und Füße parallel fest auf den Boden drücken. Den Kopf vom Boden heben und Arme und Beine strecken.

Hände und Füße drücken gegen den Boden. Die Arme und Beine so gut strecken wie möglich. Rückseiten der Oberschenkel aktiv halten. Die Oberschenkel, Knie und Schienbeine leicht nach innen drehen. Die Gesäßmuskeln leicht anspannen und das Steißbein anheben. Dabei auf Länge im unteren Rücken achten. Die Schultern hochheben und den Kopf locker hängen lassen. Außenschenkel und Hüften heben, um die Rückseite des Beckens breit zu halten. Fersen auf den Boden drücken, den Nabel heben und die Vorderseite der Oberschenkel nach oben zu den Hüften strecken. Achte darauf, beide Körperhälften gleichermaßen zu dehnen.

» Die Haltung für mindestens fünf Atemzüge halten.

Aus der Haltung kommen: Ausatmen: Senke nach fünf Atemzügen die Krone des Kopfes bis zum Boden, während du vollständig ausatmest. Laufe mit den Händen in Richtung der Füße. Atme ein und hebe dich wieder in Urdhva Dhanurasana. Nach fünf Atemzügen ausatmen, eventuell zum Stehen aufrichten oder auf der Matte ablegen. Setze dich auf und falte dich für 10 Atemzüge nach vorne in Paschimottanasana.

>> Im Gegensatz zu den Vorwärtsbeugen begegnen wir den Rückbeugen oft mit Respekt oder Zurückhaltung. Dabei haben diese enormes Wirkungspotenzial: Kaum eine Gruppe von *Asanas* (Yogahaltungen) kann so tief auf Körper und Seele wirken. Bei fast allen Rückbeugen liegt der Schwerpunkt der Dehnung auf der Brustwirbelsäule. Regelmäßig geübt, bleibt die Wirbelsäule durch *Urdhva Dhanurasana* (Rad) geschmeidig, und du erfährst ein Gefühl der Vitalität und Leichtigkeit. Das Rad hilft dir, dem natürlichen Degenerationsprozess der Wirbelsäule entgegenzuwirken. Durch die intensive Rückbeuge bleibt die Wirbelsäule lang, die inneren Organe werden gestreckt und durchblutet, die Gehirnaktivität angeregt. Besonders die Nebennieren werden stimuliert: Dies stärkt die Willenskraft und die Fähigkeit, mit Stress umzugehen. Der Verstand bleibt wach, und die Laune steigt. Also: Genieße die intensive und befreiende Wirkung dieser starken Rückbeuge und sei gespannt, welche Gefühle und Stimmungen sie in dir auslösen kann.

7. Padmasana

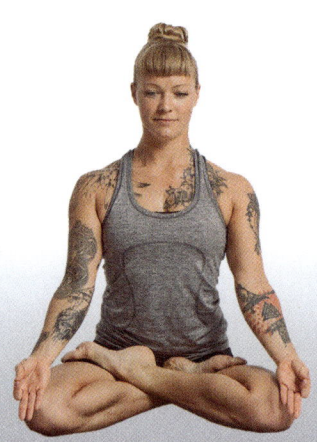

Setze dich auf die Yogamatte und strecke die Beine vor dir aus. Halte die Wirbelsäule dabei gerade. Winkle nun das rechte Knie an und lege den rechten Fuß auf dem linken Oberschenkel ab. Die Fußsohle sollte nach oben zeigen, die Ferse in der Nähe des Unterbauchs liegen. Wiederhole diesen Vorgang nun mit dem anderen Bein, sprich: Winkle das linke Bein an und lege den linken Fuß auf dem rechten Oberschenkel ab. Hast du auf diese Weise die Beine gekreuzt, lege die Hände auf den Knien ab. Die Handinnenflächen zeigen nach oben. Halte den Kopf aufrecht und die Wirbelsäule gerade. Berühre die Spitze von Daumen und Zeigefinger und lege die Handgelenke auf die Knie. Halte die Arme gerade. Drücke sie leicht nach unten, um den Brustraum aufzurichten. Nimm das Kinn nach vorne und unten in Richtung Brust und hebe den Brustkorb, um das Kinn zu berühren. Das Anheben des Herzens ist ebenfalls wichtig. Bleibe für 25 Atemzüge in dieser Haltung. Atme dabei lang und tief ein und aus.

>> Beim Lotossitz handelt es sich um die vielleicht bekannteste yogische Sitzhaltung, bei der die Füße auf den jeweils gegenüberliegenden Oberschenkeln ruhen. Diese Yogaübung hilft dabei, tiefer in die Meditation einzutauchen. Sie beruhigt den Geist und verschafft Linderung bei unterschiedlichen körperlichen Beschwerden. Persönlich finde ich einen der Hauptvorteile darin, dass es die einzige sitzende Haltung ist, in der kein Druck auf die Wirbelsäule ausgeübt wird: Das Gewicht des Körpers liegt auf den Oberschenkelknochen, nicht auf dem Becken. Wenn du die Wirbelsäule auf diese Weise »schweben« lässt, kannst du bei längeren Meditationen Rückenschmerzen vorbeugen. Zuvor kann es jedoch eine Akklimatisierungsphase geben, in der die Beine »einschlafen«.

8. Savasana

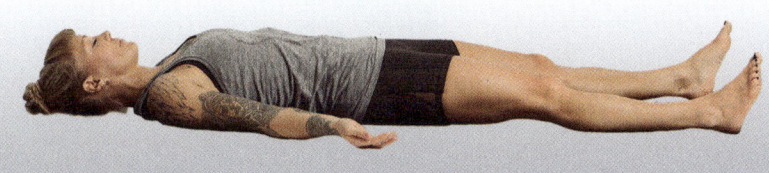

Lege dich auf den Rücken. Hier gibt es keine besondere Technik: Nur ausruhen, denn dies ist keine Asana. Versuche nicht, deine Atmung oder dein Bandha zu kontrollieren. Entspanne die Füße und lass, sie zur Seite fallen. Die Handflächen zeigen nach oben. Schließe deine Augen. Darüber hinaus lege dich einfach hin und genieße den Abschluss deiner Praxis.

Bleibe so lange in Ruhe, wie du willst, mindestens jedoch 5–10 Minuten. Wenn die Umstände es erlauben, können 20–30 Minuten sehr heilsam sein. Abgesehen von der angenehmen Ruhe, die das Liegen auf dem Boden bietet, kann es einen therapeutischen Nutzen für die Ausrichtung der Wirbelsäule haben.

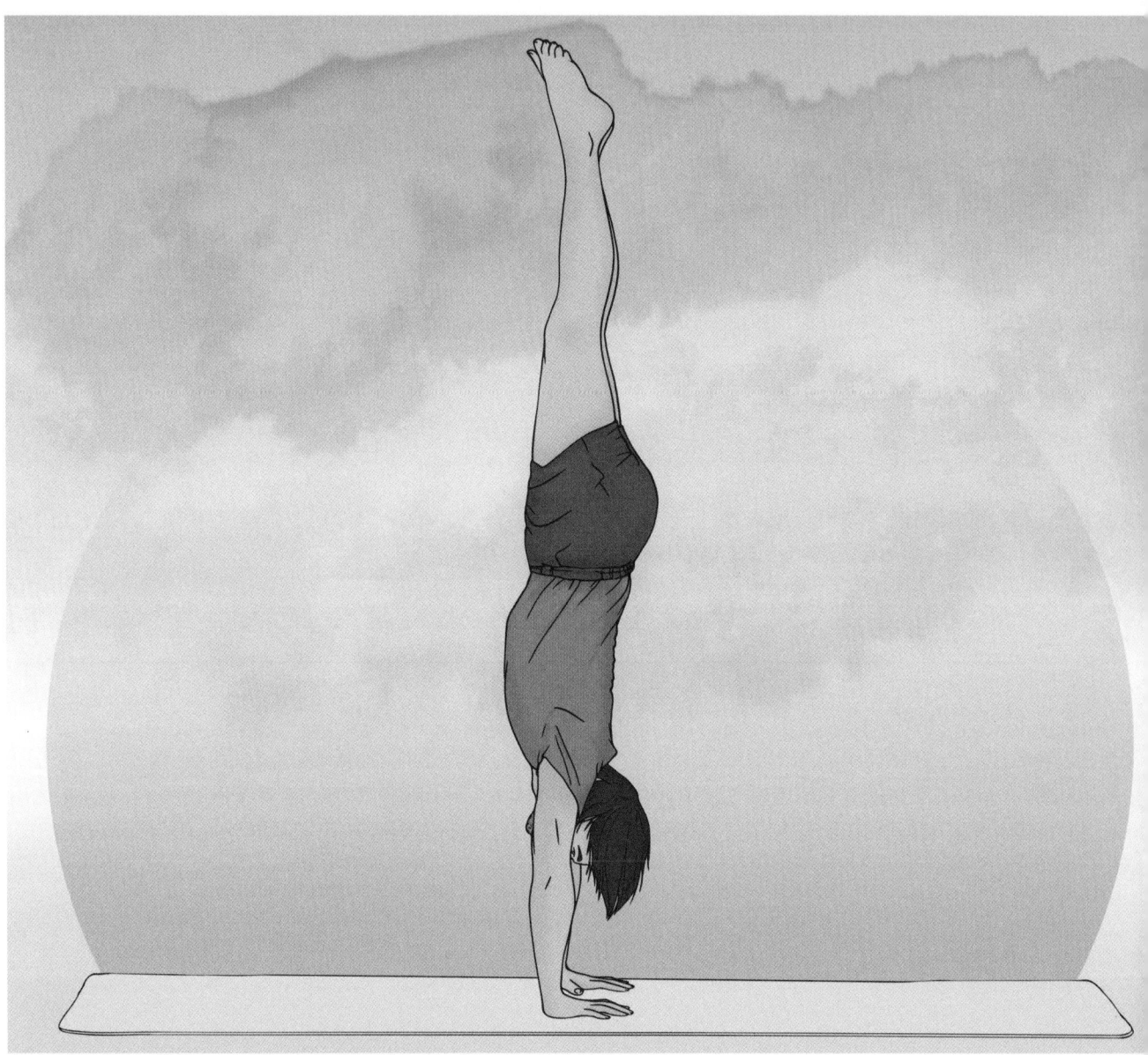

Umkehrhaltungen gehören zu den wichtigsten Yogahaltungen überhaupt und sollten täglich geübt werden. Für das Selbstbewusstsein kann es sehr bereichernd sein, die Perspektive zu wechseln, die eigene Welt auf den Kopf zu stellen und Ängste zu überwinden. Jedes Mal, wenn du auf der Yogamatte diesen mutigen Schritt gehst, gewinnst du Freiheit und Zutrauen zu dir selbst.

15 Minuten für Profis: Fliegen

Aufbau deiner Übungseinheit:
1. 5 Runden Ashtanga A
2. 3 Runden Ashtanga B
3. Hund
4. Handstand
5. Skorpion A
6. Kopfstand B
7. Skorpion B
8. Kopfstand A
9. Kindhaltung
10. Schulterstand
11. Brücke
12. Rad
13. Paschimottanasana
14. Savasana
15. Atemübung

1. Sonnengruß Ashtanga A

Beginne deine Praxis mit 5 Runden *Surya Namaskara A* und 3 Runden *Surya Namaskara B*. (Beschreibung siehe Kapitel »Sonnengruß«)

2. Sonnengruß Ashtanga B

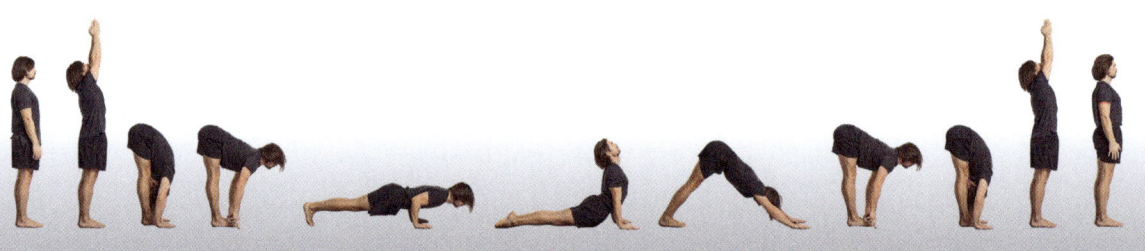

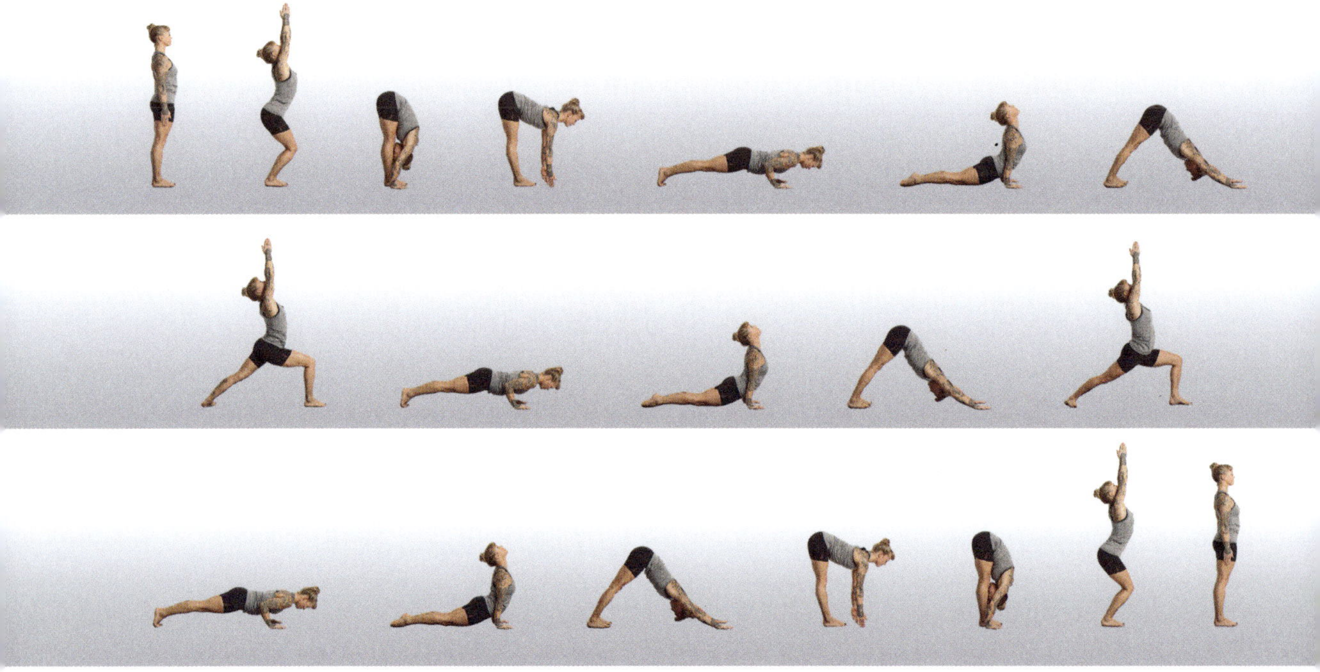

3. Hund

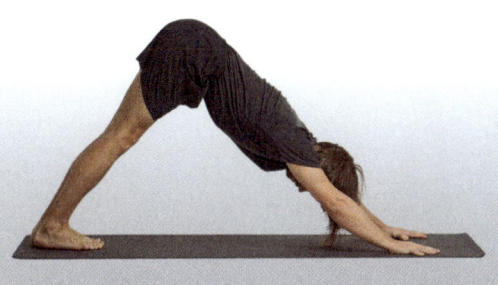

Komm auf Händen und Knien auf die Matte in den Vierfüßlerstand. Nimm die Hände schulterbreit und die Knie ungefähr hüftbreit. Die Knie etwas hinter die Hüften platzieren und die Handgelenke in einer Linie mit den Schultern. Arme und Oberschenkel sind senkrecht und parallel. Zeigefinger und Daumen fest in den Boden drücken. Die Arme strecken und möglichst die ganze Zeit gestreckt halten. Die Zehen entweder gestreckt oder aufgestellt halten, die Schultern entspannen. Das Körpergewicht ist gleichmäßig zwischen Händen und Füßen verteilt.

Stelle deine Zehen auf und schiebe dich in den nach unten schauenden Hund zurück. Verteile hier das Gewicht gleichmäßig auf alle vier Ecken der Hand und des Fußes. Versuche mit jeder Ausatmung, die Fersen mehr und mehr in den Boden zu verlängern. Nutze die Freiheit im Bauchraum, die entsteht, weil die inneren Organe jetzt alle etwas nach oben in den Brustraum rutschen. Ziehe bewusst bei jeder Ausatmung den Bauchnabel mehr in Richtung Wirbelsäule. Bleibe hier, erde bewusst deinen ganzen Körper und nimm zehn tiefe, kraftvolle Atemzüge in *Ujjayi Pranayama*. Verlängere die Fersen mit jeder Ausatmung mehr Richtung Boden. Halte die Beine gestreckt und drücke die Arme kraftvoll gegen die Unterlage. Ziehe den Bauch leicht ein und atme in den geweiteten Brustkorb ein.

Beachte: Achte darauf, beim Atem zu bleiben und damit unmittelbar am Leben teilzuhaben. Bleibe weich. Wenn die Muskeln verspannen, kannst du nichts als diese Verspannung spüren. Wenn du dich zu sehr anstrengst, wird es keinen Yoga geben. Eine verhärtete Muskulatur kann keine Stärke empfangen. Lass den Atem immer länger und immer tiefer werden und spüre, wie diese körperliche Form hier hilft, länger, ruhiger und gleichmäßiger zu atmen. Spüre, wie sich über Hände und Füße ein stabiler Kontakt zur Unterlage aufbaut. Nimm bewusst wahr, wie der ganze Körper kräftiger und fester wird und Unsicherheit und Zweifel langsam weniger werden.

4. Handstand

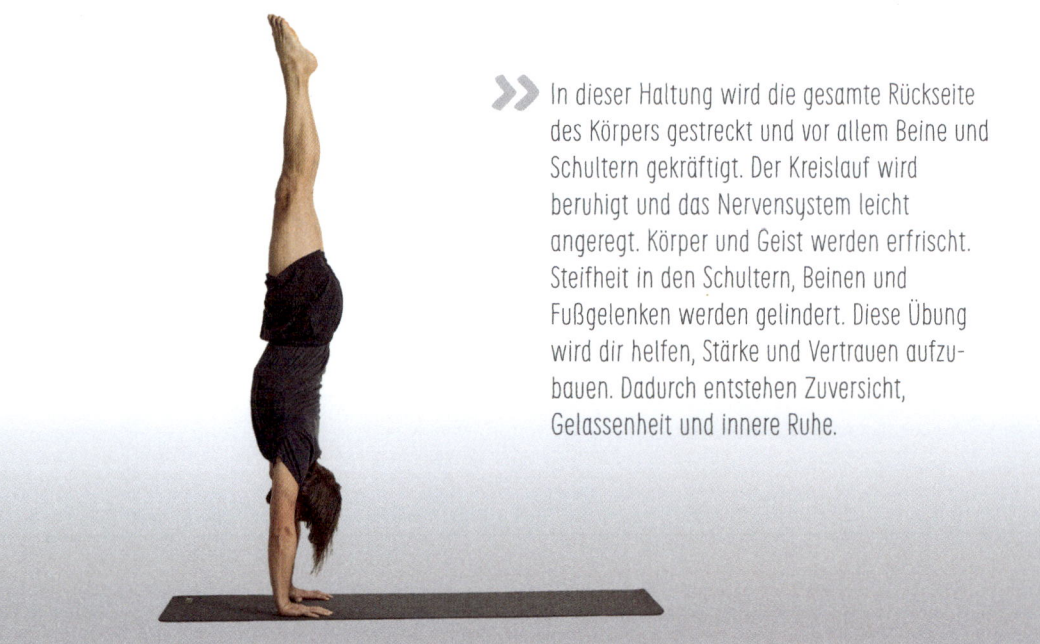

>> In dieser Haltung wird die gesamte Rückseite des Körpers gestreckt und vor allem Beine und Schultern gekräftigt. Der Kreislauf wird beruhigt und das Nervensystem leicht angeregt. Körper und Geist werden erfrischt. Steifheit in den Schultern, Beinen und Fußgelenken werden gelindert. Diese Übung wird dir helfen, Stärke und Vertrauen aufzubauen. Dadurch entstehen Zuversicht, Gelassenheit und innere Ruhe.

Beim Handstandüben solltest du auf eine Außenrotation in den Armen achten, indem die Armbeugen in dieselbe Richtung zeigen wie die Fingerspitzen. Die Schultern ziehst du zu den Ohren, sodass der obere Rücken stabil wird, strecke aber gleichzeitig die Brust raus. Entscheidend für den Handstand ist, dass du lernst, das Becken über die Schultern zu bringen und in dieser Position das Gleichgewicht zu finden.

Handstand an der Wand: Wer die Technik verstanden hat, aber weder selbst frei stehen kann noch einen Trainingspartner hat, kann den Handstand auch an der Wand üben. Wichtig dabei: Nicht rücklings gegen die Wand plumpsen lassen. Übe stattdessen lieber mit dem Bauch zur Wand, dich mit Körperspannung, Bauchmuskulatur und Fingerspitzengefühl auszubalancieren und so von der Wand zu lösen.

Aus der Haltung: Du musst üben, richtig zu fallen, damit du dir nicht wehtust. Diese Exit-Strategie muss so simpel wie möglich sein, weil du beim Fallen keine Zeit für komplexe Abläufe hast. Also: Wenn du mit dem rechten Bein drohst, hintenüberzukippen, machst du mit der rechten Hand einen Schritt nach vorn. Dadurch verlagert sich sofort dein Schwerpunkt, und du landest sicher auf den Füßen.

TIPP:
Lass das Gesicht während der Ausatmung weiter Richtung Boden sinken, so können auch die untersten Wirbel loslassen.

5. Skorpion A

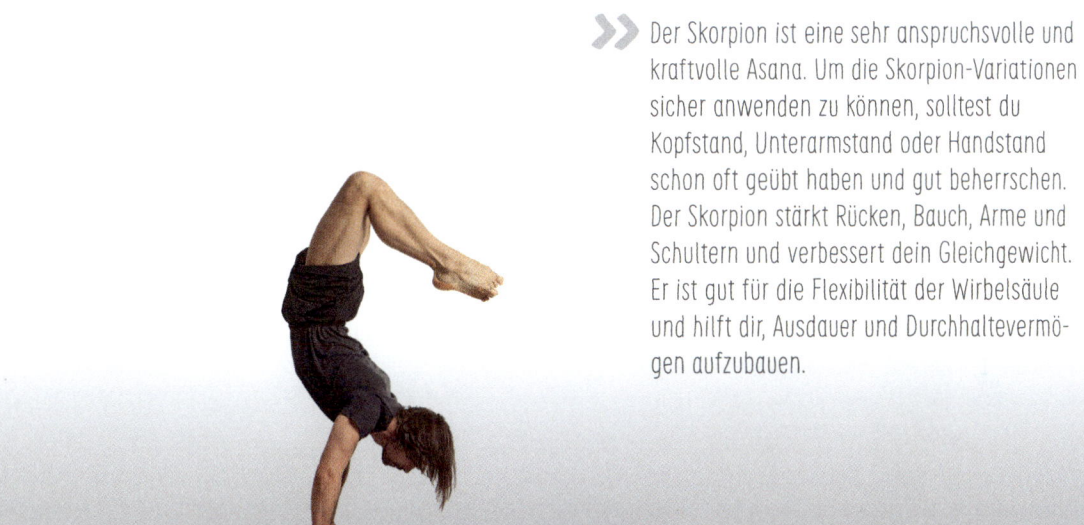

>> Der Skorpion ist eine sehr anspruchsvolle und kraftvolle Asana. Um die Skorpion-Variationen sicher anwenden zu können, solltest du Kopfstand, Unterarmstand oder Handstand schon oft geübt haben und gut beherrschen. Der Skorpion stärkt Rücken, Bauch, Arme und Schultern und verbessert dein Gleichgewicht. Er ist gut für die Flexibilität der Wirbelsäule und hilft dir, Ausdauer und Durchhaltevermögen aufzubauen.

Deine Unterarme sind schulterbreit und parallel zueinander auf der Matte abgelegt. Deine Hände liegen flach aufgefächert auf der Matte. Die Fingerballen sind gut geerdet und drücken in die Matte. Dehne den Nacken und hebe den Kopf, so hoch du kannst, über den Boden. Die Füße sind auf der Matte aufgestellt, sodass dein Gesäß der höchste Punkt deines Körpers ist. Laufe langsam mit den Füßen zu deinen Armen, ohne hier die Erdung zu verlieren. Die Knie dürfen gerne angewinkelt werden. Die Oberarme bleiben zu jedem Zeitpunkt senkrecht. Lauf so weit nach vorne, bis du merkst, dass du deine Hüfte über die Schulter schieben und so deinen Schwerpunkt verlagern kannst. Dann nimmst du ein Bein nach dem nächsten von der Erde und hebst die Beine in Richtung Decke in *Pincha Mayurasana* (Unterarmstand). Deine Beine sind dicht aneinander, die Fußkanten berühren sich. Wenn du gut in deiner Balance bist, kannst du beginnen, die Beine anzuwinkeln, deinen Rücken zu beugen und deinen Kopf so zu heben, dass du den Blick nach vorn richten kannst. Je weiter du in diese C-Form kommst, desto eher kann es passieren, dass deine Knie sich leicht öffnen. Achte darauf, dass die großen Zehen auf jeden Fall miteinander verbunden bleiben. Strecke deine Wirbelsäule von den Schultern an und lass die Füße absinken, bis die Fußsohlen auf deinem Kopf liegen. Schließe dann langsam die Beine, bis deine Knie sich berühren. Versuche, so normal wie möglich zu atmen.

6. Kopfstand B   7. Skorpion B

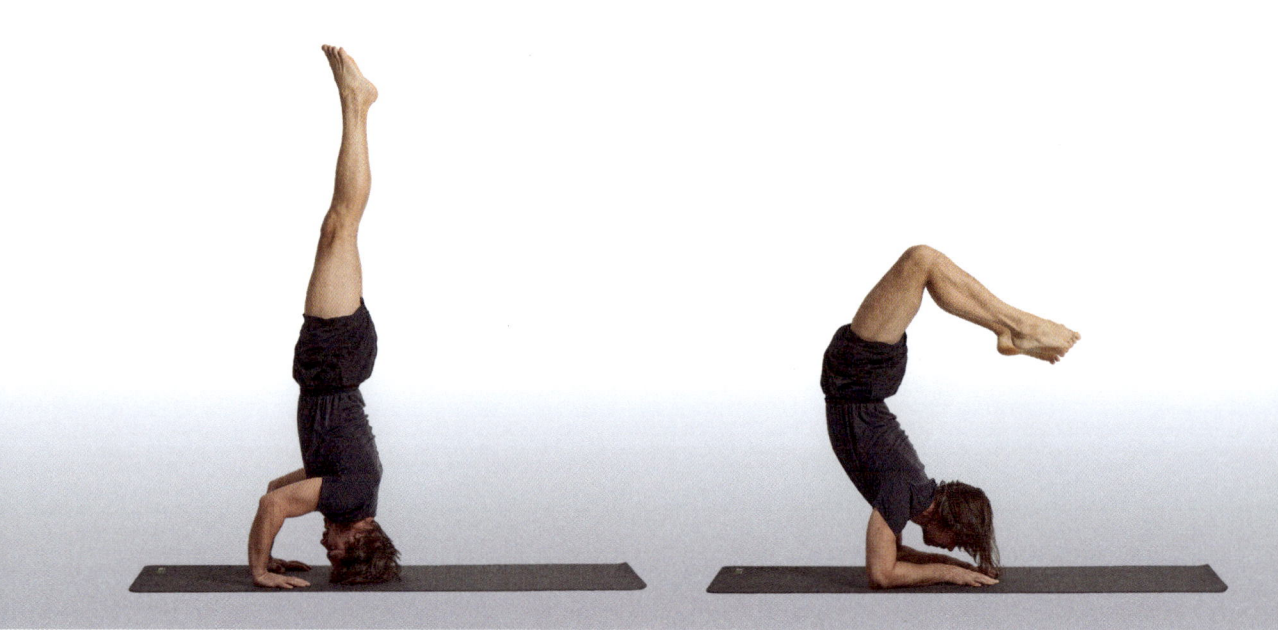

Stelle die Hände vor dir auf und verlagere das Gewicht gleichmäßig zwischen Händen und Kopf. Hebe dich mit Körperspannung langsam in den Kopfstand.

Eine detaillierte Anleitung findest du im Kapitel »15 Minuten für Alle: Ausgleichen«.

Hebe langsam und kontrolliert den Kopf an und verlagere das Gewicht auf die Hände. Beginne den Rücken nach vorne durchzubiegen und die Füße (wie im Skorpion A) in Richtung Kopf zu senken.

8. Kopfstand A

9. Kindhaltung

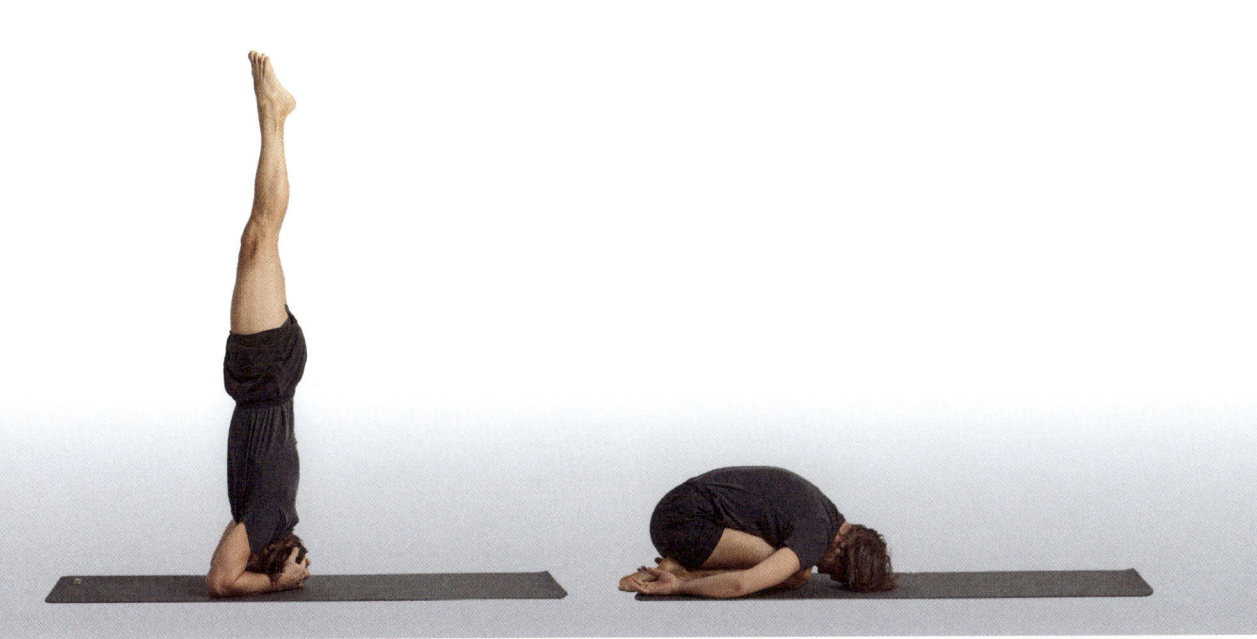

Senke langsam den Kopf in die verschränkten Hände zurück auf den Boden und stehe fest im Kopfstand.

Eine detaillierte Anleitung findest du ebenfalls im Kapitel »15 Minuten für Alle: Ausgleichen«.

Senke die Füße kontrolliert zurück zum Boden und schiebe dein Gesäß zurück auf die Fersen in die Kindhaltung.

Eine detaillierte Anleitung findest du im Kapitel »15 Minuten für Einsteiger: Beruhigen«.

10. Schulterstand

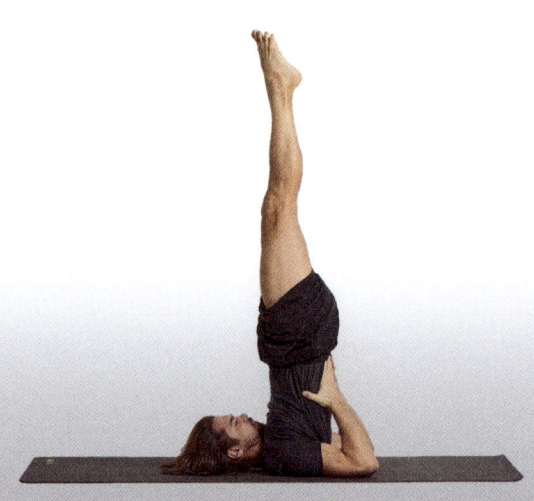

Drehe dich auf den Rücken und hebe langsam die Beine hoch in den Schulterstand.
Eine detaillierte Anleitung findest du im Kapitel »15 Minuten für Alle: Ausgleichen«.

Beachte: Kopf- und Schulterstand sind zwar nicht ganz unproblematisch, da sie die sensible Halswirbelsäule auf ungewohnte Weise belasten. Manche Übende sollten sie daher nicht, nur in Varianten oder mit entlastenden Hilfsmitteln praktizieren. Sie aus Sicherheitsbedenken ganz wegzulassen, wie manche moderne Stile es tun, würde dich jedoch um ihre vielen positiven Effekte bringen. Handstand und Skorpion sind Umkehrhaltungen, die ohne Gefahr für die Halswirbelsäule geübt werden können. Allerdings erfordern sie auch mehr Krafteinsatz und können von den meisten Übenden nicht allzu lange gehalten werden.

11. Brücke

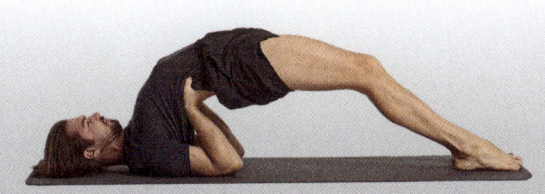

Aus dem Schulterstand langsam die Beine hinter die Arme senken und die Füße hüftbreit nah am Gesäß aufstellen. Die Füße parallel und hüftbreit auseinander fest in den Boden drücken. Einatmen und vom Steißbein aus den unteren, mittleren und oberen Rücken langsam mehr aufrichten. Dabei die Füße fest in den Boden drücken und darauf achten, dass sich die Füße nicht nach außen drehen. Schultern und Kopf bleiben auf dem Boden liegen. Die Finger stützen den Brustkorb. Die Schultern in Richtung Füße bewegen. Den Brustkorb so hoch wie möglich zur Zimmerdecke anheben. Dabei den Brustkorb mit jeder Einatmung näher ans Kinn heben. Die Haltung für mindestens fünf Atemzüge halten.

Aus der Haltung kommen: Ausatmend die Finger lösen und den Rücken Wirbel für Wirbel wieder langsam auf dem Boden ablegen.

>> Die halbe umgedrehte Bogenhaltung oder Brücke ist eine Universalübung für die Kräftigung des oberen und unteren Rückens, der Beine und gleichzeitig die Entspannung des Nackens – eine der yogischen Basisübungen schlechthin. In der Brücke wird die Vorderseite des Körpers wie im Rad stark gedehnt. Dabei werden ebenfalls die Leisten gedehnt und vor allem die Wirbel in der Länge des Brustkorbs gestreckt. Die Muskeln des oberen und unteren Rückens, des Beckenbodens, des Lendenbereichs und der Beine werden gekräftigt. Der Nacken wird entstaucht und somit entspannt, die Brustatmung gefördert und die Stimmung verbessert.

12. Rad　　　　　13. Paschimottanasana

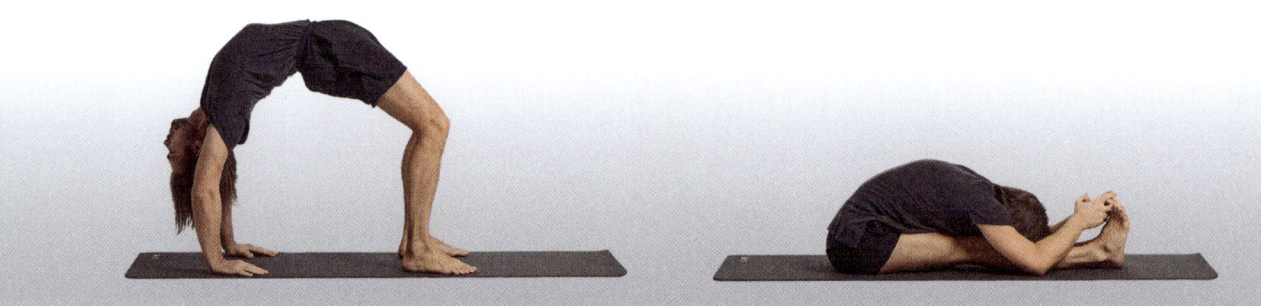

Lege dich auf den Rücken. Stelle die Hände und Füße auf und schiebe dich hoch ins Rad.

Eine detaillierte Anleitung findest du im Kapitel »15 Minuten für Profis: Aktivieren«.

Komm zum Sitzen und beuge dich über die gestreckten Beine nach vorne.

Eine detaillierte Anleitung findest du im Kapitel »15 Minuten für Alle: Aktivieren«.

14. Savasana

15. Atemübung zur Aktivierung der Energiezentren

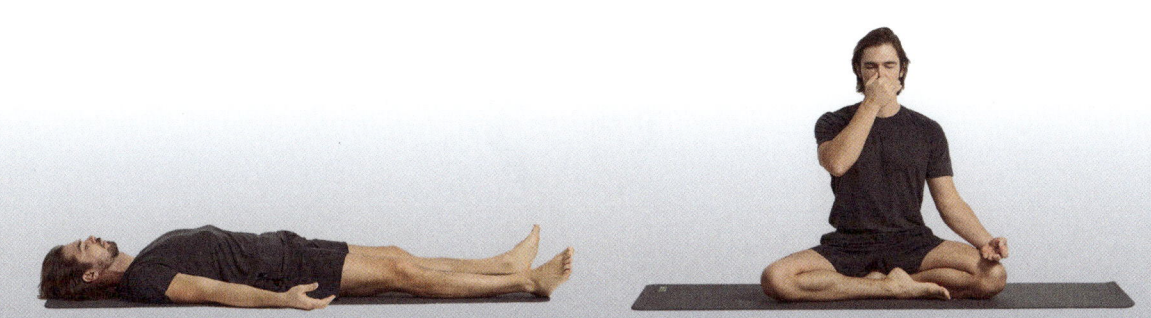

Komm bequem auf dem Rücken zum Liegen und gib dir Zeit, dich auszuruhen.

Eine detaillierte Anleitung findest du im Kapitel »15 Minuten für Profis: Aktivieren«.

Richte dich auf in einen bequemen Sitz und bereite dich auf die folgende Aktivierung deiner Energiezentren vor.

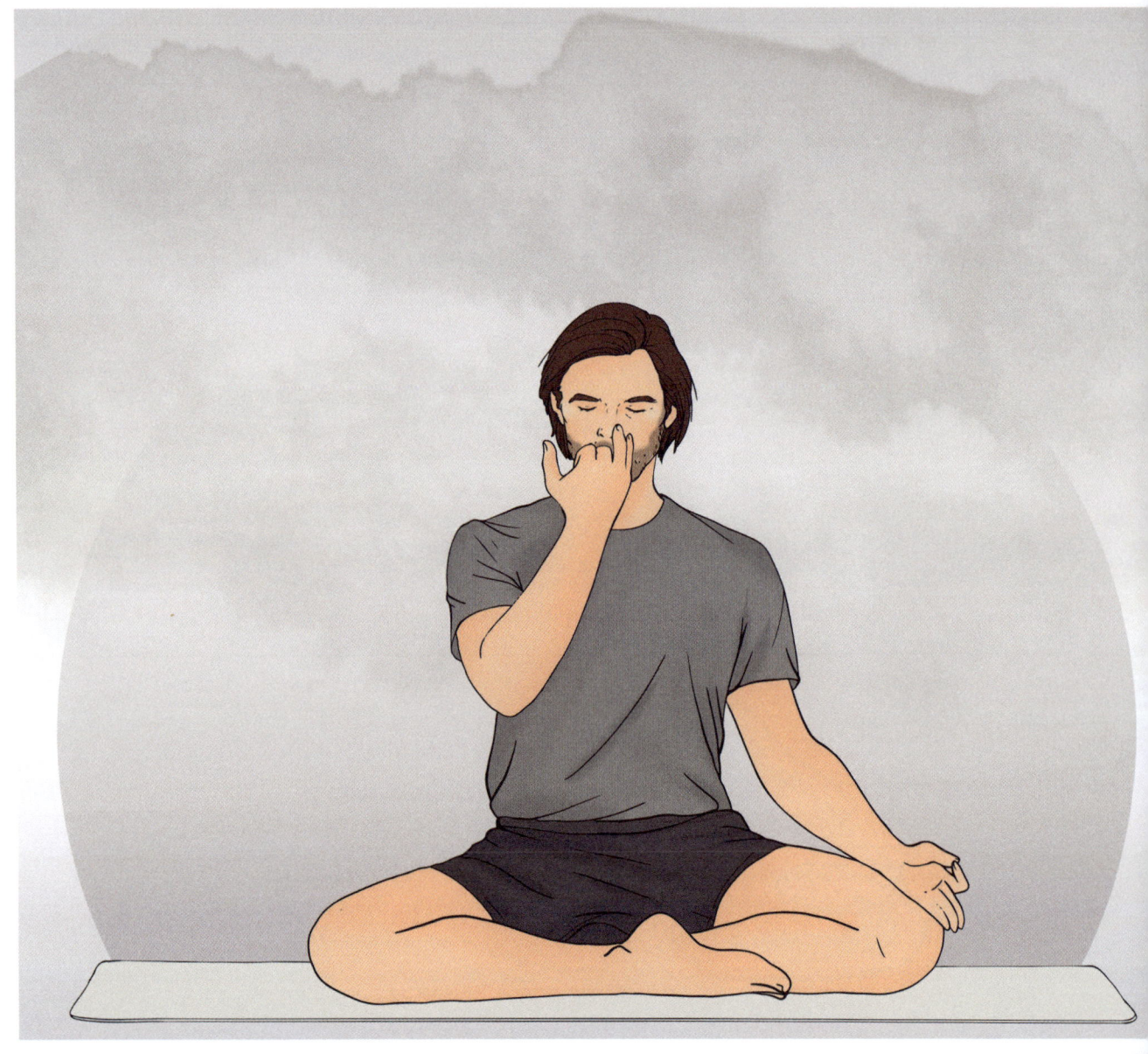

Jedes Chakra ist ein Tor zur Essenzqualität.
Sie wirken wie Filter, die bestimmen,
wie wir die Realität wahrnehmen.

AKTIVIERUNG DER ENERGIEZENTREN

Yogis erforschen seit alter Zeit ihr Inneres durch Atemübungen, Konzentration und Meditation. Einen wichtigen Platz in der Vorstellung des menschlichen Kosmos nimmt im Yoga dabei die Chakren-Lehre ein. Das Wort Chakra kommt aus dem Sanskrit und bedeutet Rad. Ein Chakra ist ein Zentrum im menschlichen Körper, in dem sich Energieströme treffen. Die Chakren haben eine elementare Bedeutung für das körperliche Wohlbefinden und die Gesundheit und verteilen sich vom unteren Ende der Wirbelsäule bis hoch zum Scheitel des Kopfes. Die einzelnen Chakren im Überblick:

1. **Wurzelchakra (Muladhara-Chakra)**
   Befindet sich am Beckenboden und symbolisiert Energie in ihrer undifferenzierten Fülle. Körperlichkeit, Leidenschaft, Lebenskraft haben hier ihren Ursprung.

2. **Sakralchakra (Svadhistana-Chakra)**
   Angesiedelt im Unterbauch, bildet es die Basis für unsere Persönlichkeit. Die Energie dieses Zentrums erlaubt es dem Menschen, sich seinen Weg zu suchen und zu verwirklichen.

3. **Nabelchakra (Manipura-Chakra)**
   Liegt in der Nabelgegend. Hier finden wir Tatkraft, Ausdauer und die Fähigkeit, Ideen und Pläne in die Tat umzusetzen.

4. **Herzchakra (Anahata-Chakra)**
   Diese Chakra sitzt in der Mitte des Brustraums. Es ist der Ort, an dem sich scheinbare Gegensätze auflösen und versöhnt werden können.

5. **Kehlkopfchakra (Vishudda-Chakra)**
   Der Kehlkopf steht in Verbindung mit Reinigung und innerer Läuterung.

6. **Stirnchakra (Ajna-Chakra)**
   Das Stirnchakra liegt hinter der Mitte der Stirn. Sitz von Intelligenz, Unterscheidungskraft und Intuition.

7. **Kronenchakra (Sahasrara-Chakra)**
   Das siebte Chakra befindet sich oberhalb des Scheitpunktes. Die Verbindung zum Unendlichen, zum Grenzenlosen.

Yoga reinigt, balanciert und aktiviert die Chakren und die Energiebahnen, um das energetische Niveau zu erhöhen und zu stabilisieren. Durch die Praxis stimulieren wir von der Basis bis zum Scheitelpunkt ein Chakra nach dem anderen. Ein spiritueller Evolutionsprozess, von einer soliden Verwurzelung zu einem Bewusstsein, das die Dimensionen der individuellen Wahrnehmung sprengt.

Anleitung zur Aktivierung der Energiezentren

Anleitung *(frei nach Sri Dharma Mittra)*
Finde einen bequemen und aufrechten Sitz.

1. Lenke deinen Fokus und damit deine Energie durch den Körper, um deine Energiekanäle zu reinigen und den Chakren die Möglichkeit zu geben, frei zu arbeiten.

2. Leite deine Energie in deine rechte Fußsohle. Ziehe die Energie mit einer tiefen Einatmung über dein Knie, deine Hüfte und die Wirbelsäule nach oben in deine linke Gehirnhälfte, ausatmend wieder nach unten in deine rechte Fußsohle. Mit dem Fokus in deiner rechten Fußsohle atme ein. Halte die Luft und die Energie in der Fußsohle. Um Dunkelheit und Kälte in diesem Bereich deines energetischen Körpers zu lösen, nimm jetzt die rechte Hand zur Nase, schließe dein rechtes Nasenloch und atme über links aus.

3. Senke die Hand und lenke deine Energie in deine linke Fußsohle. Atme tief ein und ziehe die Energie über dein Knie, deine Hüfte, die Wirbelsäule nach oben in deine rechte Gehirnhälfte. Lenke sie ausatmend wieder nach unten in deine linke Fußsohle. Mit dem Fokus in deiner linke Fußsohle atme ein. Halte die Luft und die Energie in der Fußsohle. Nimm jetzt die rechte Hand zur Nase, schließe dein rechtes Nasenloch und atme über links aus.

4. Lenke deine Energie in deine rechte Hand. Atme tief ein und ziehe die Energie über deinen Ellbogen, deine Schulter, den Hals nach oben in deine linke Gehirnhälfte, ausatmend wieder nach unten in deine rechte Hand. Mit dem Fokus in deiner rechten Hand atme ein. Halte die Luft und die Energie in der Hand. Nimm jetzt die rechte Hand zur Nase, schließe dein rechtes Nasenloch und atme über links aus.

5. Lenke deine Energie in deine linke Hand. Atme tief ein und ziehe die Energie über deinen Ellbogen, deine Schulter und den Hals nach oben in deine rechte Gehirnhälfte, ausatmend wieder nach unten in deine linke Hand. Mit dem Fokus in deiner linken Hand atme ein. Halte die Luft und die Energie in der Hand. Nimm jetzt die rechte Hand zur Nase, schließe dein rechtes Nasenloch und atme über links aus.

6. Lenke deine Energie in die Basis deiner Wirbelsäule, dein *Muladhara-Chakra*.

7. Atme tief ein, ziehe die Energie über deine Wirbelsäule nach oben in deine Kopfkrone, dein *Sahasrara-Chakra,* und ausatmend wieder nach unten in dein Muladhara. Mit dem Fokus auf deinem Muladhara atme ein.

8. Halte die Luft und die Energie in diesem Chakra. Nimm jetzt die rechte Hand zur Nase, schließe dein rechtes Nasenloch und atme über links aus. Atme von Muladhara aus ein und ziehe die Energie über deine Wirbelsäule nach oben in dein Sahasrara-Chakra.

9. Atme in deinen Unterbauch, dein *Svadhis-thana Chakra,* aus. Mit dem Fokus auf deinem Svadhisthana atme ein. Halte die Luft und die Energie in diesem Chakra. Nimm jetzt die rechte Hand zur Nase, schließe dein rechtes Nasenloch und atme über links aus. Vom Svadhisthana aus atme ein und ziehe die Energie über deine Wirbelsäule nach oben in dein Sahasrara.

10. Atme in deinen Oberbauch, dein *Manipura-Chakra,* aus. Mit dem Fokus auf deinem Manipura atme ein. Halte die Luft und die Energie in diesem Chakra. Nimm jetzt die rechte Hand zur Nase und atme über links aus. Vom Manipura aus atme ein und ziehe die Energie nach oben ins Sahasrara.

11. Atme in die Mitte deines Brustbeins, dein *Anahata-Chakra,* aus. Mit dem Fokus auf Anahata atme ein. Halte die Luft und die Energie hier. Schließe dein rechtes Nasenloch und atme über links aus. Atme vom Anahata aus ein und ziehe die Energie nach oben ins Sahasrara-Chakra.

12. Atme in deinen Kehlkopf, dein *Vishuddha-Chakra,* aus. Mit dem Fokus hierauf atme ein. Halte die Energie hier. Atme über links aus. Vom Vishuddha atme ein und ziehe die Energie ins Sahasrara.

13. Atme in den Punkt zwischen den Augenbrauen, dein *Ajna-Chakra,* aus. Mit dem Fokus hierauf atme ein. Halte die Energie hier. Atme über links aus.

14. Vom Ajna aus atme ein und ziehe die Energie ins Sahasrara. Ausatmend halte den Fokus im Sahasrara. Atme hier ein und halte die Energie hier. Atme über links aus.

15. Vom Sahasrara aus atme ein und ziehe die Energie in die Weite deines Energiekörpers, deiner Aura, in die Ecken aller 72 000 *Nadis* (Energiekanäle). Ausatmend zurück ins Sahasrara. Einatmend fülle wieder alle Nadis mit Energie. Halte die Luft an und verweile in dem Gefühl der Expansion. Nimm jetzt die rechte Hand zur Nase und atme ein letztes Mal über links aus.

16. Senke deine rechte Hand und lass die Übung ein paar Minuten in Meditation nachwirken.

Nach dieser Anleitung noch 5–10 Minuten in Stille sitzen.

TIPP:
Ich empfehle, den Text auf Band zu sprechen und dich von deiner eigenen Stimme führen zu lassen.

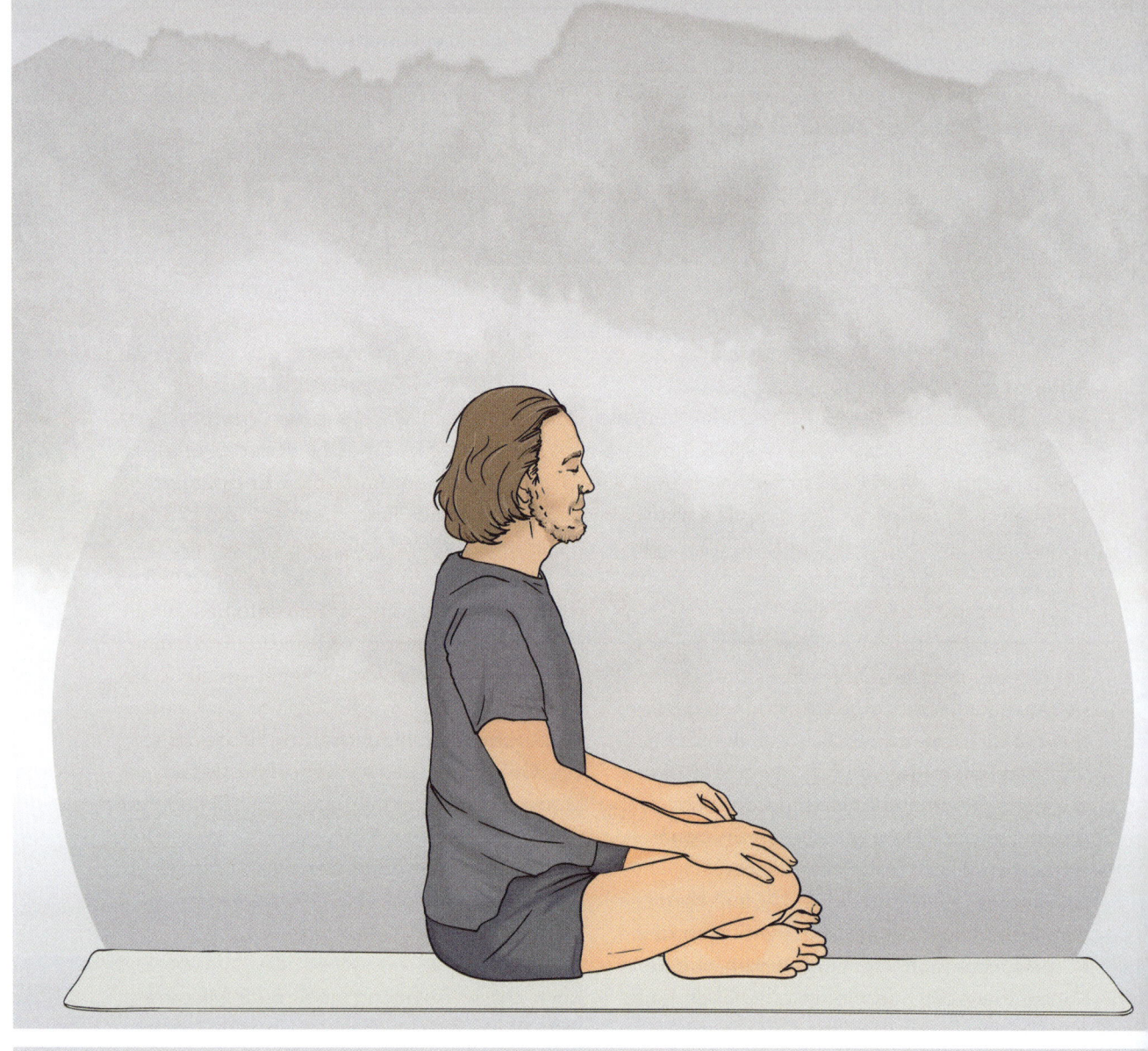

Der Body-Scan ist eine Übung, bei der du deinen Körper achtsam wahrnehmen lernst. Du übst, mit deiner Aufmerksamkeit ganz bei dir selbst zu bleiben und schrittweise den ganzen Körper zu spüren – von den Füßen bis zum Kopf.

ENTSPANNEN MIT BODY-SCAN

Anleitung *(frei nach Bjarne Nybo)*
Finde einen bequemen Sitz. Die Beine locker gekreuzt. Entspanne den Bauch. Die Bauchdecke ganz locker. Lass dich schwer nach unten sinken und spüre deinen Sitz. Lass dich wirklich nieder. Gib dich der Kraft der Erde hin. Spüre, wie die Schwerkraft den unteren Teil deines Körpers erdet. Sobald du dich dieser Kraft hingibst, wirst du spüren, wie eine nach oben gerichtete Kraft den Oberkörper und die Wirbelsäule aufrichtet. Folge dieser inneren Bewegung und konzentriere dich auf den Scheitel und den Raum über dem Scheitel. Entspanne die ganze Kopfhaut. Entspanne die Stirn. Das ganze Gesicht. Die Augen, die Ohren, den Hals, die Lippen. Ist der Unterkiefer locker?

Wandere jetzt mit deiner Aufmerksamkeit zum Hinterkopf. Lehne dich innerlich an deine Körperrückseite. Entspanne Nacken und Hals. Konzentriere dich auf die linke Schulter. Spüre den ganzen linken Arm hinunter bis zur linken Handfläche. Spüre den Raum zwischen den Fingern der linken Hand und den linken Daumen. Konzentriere dich auf die rechte Schulter. Spüre den ganzen rechten Arm hinunter bis zur rechten Handfläche. Spüre den Raum zwischen den Fingern der rechten Hand und den rechten Daumen. Nimm wahr, wie sich der Brustkorb mit jedem Atemzug hebt und senkt, und entspanne den ganzen Bauch. Entspanne die Bauchdecke, die Hüften. Konzentriere dich auf die linke Leiste und spüre das ganze linke Bein hinunter bis zur linken großen Zehe. Dann die rechte Leiste und das ganze rechte Bein hinunter bis zur rechten großen Zehe.

Spüre dich jetzt vom Scheitel bis zur Zehe. Den ganzen Körper gleichzeitig. Den ganzen Körper. Ein Gefühl, endlich zu Hause zu sein. Ein Gefühl, dazuzugehören. Ein Gefühl, im Moment angekommen zu sein. Ein Gefühl von Ganzheit, von Heilung, von Wertigkeit. Spüre jeden Atemzug, der dich durchströmt. Ein Ozean von liebevoller Aufmerksamkeit für dich selbst.

Nach dieser Anleitung noch 5-10 Minuten in Stille sitzen.

TIPP
Ich empfehle, den Text auf Band zu sprechen und dich von deiner eigenen Stimme führen zu lassen.

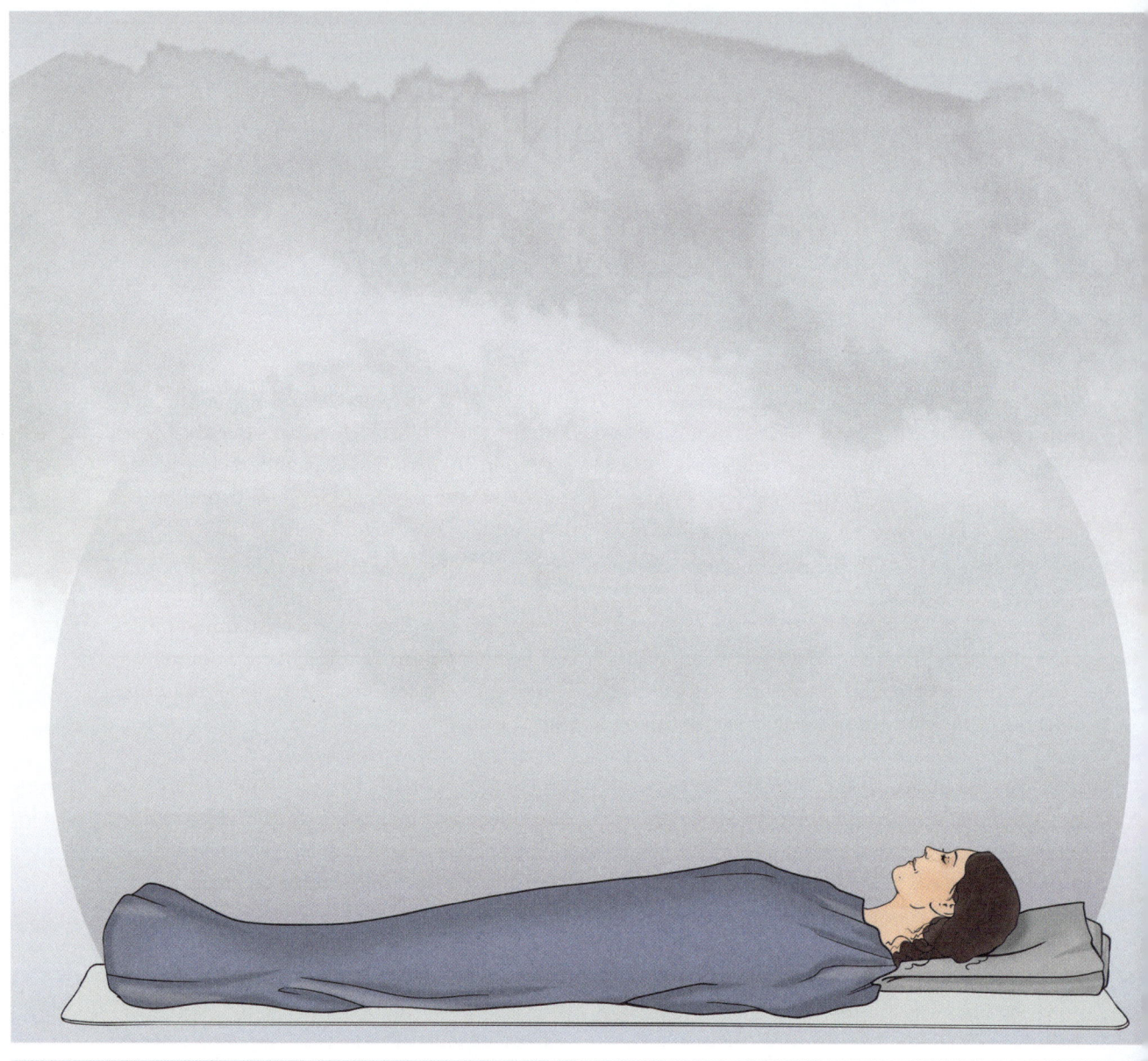

Yoga Nidra gehört zu den wenigen Entspannungstechniken, die jeder Mensch problemlos ausüben kann. Es kann zu jeder Tages- und Nachtzeit praktiziert werden. Besonders empfiehlt sich das Üben morgens direkt nach dem Aufwachen und abends kurz vor dem Schlafen.

ENTSPANNEN MIT YOGA NIDRA

Yoga Nidra, der »yogische Schlaf«, ist eine hoch wirksame Methode der Tiefenentspannung. Er hat seine Wurzeln in der tantrischen Wissenschaft und im Achtstufigen Yogapfad des Patanjali. Unter anderem hat Swami Satyananda Saraswati in seiner Methode des Yoga Nidra verschiedene Techniken zusammengefasst und lehrt sie seitdem in der Bihar School of Yoga.

Yoga Nidra wird als »bewusster Schlaf« bezeichnet, weil man durch verschiedene Stufen zu einer ganzheitlichen, tiefen Entspannung findet, in einen Zustand zwischen Schlaf und Wachsein. Hier können sich körperliche, mentale und emotionale Spannungen lösen, und es kann ein Zustand tiefer Glückseligkeit erreicht werden. Therapeutisch wirkt Yoga Nidra oft bei Schlafstörungen, Nervosität, Migräne, Burn-out, Angstzuständen, Depressionen, Bluthochdruck und Asthma. Dazu kann er helfen, deine Konzentrationsfähigkeit, Kreativität und Intuition zu verbessern.

> »Entspannung bedeutet nicht Schlaf. Entspannung bedeutet einen glückseligen Zustand, der kein Ende hat. Ich nenne Glückseligkeit absolute Entspannung. Schlaf ist etwas anderes. Schlaf bringt nur dem Verstand und den Sinnen Entspannung. Glückseligkeit entspannt den Atman, das innere Selbst. Deshalb ist im Tantra Yoga Nidra der Schlüssel zu Samadhi.«
> *(Swami Satyananda Saraswati)*

Auf dieser tieferen Bewusstseinsebene können sich Körper, Geist und Seele nicht nur vollständig regenerieren, es wird auch ein Zugang zum Unbewussten geschaffen. Yoga Nidra hat das Potenzial, alte Muster und Programmierungen aus der Kindheit aufzulösen und »umzuschreiben«.

Eine Schlüsselrolle spielt dabei das »Sankalpa«, ein positiv formulierter Vorsatz, der wie ein Samen in die durch Tiefenentspannung, Gedankenstille und Energielenkung vorbereitete »Erde« des Unbewussten gelegt wird. Von dort wirkt es wie eine Botschaft an unseren gesamten Organismus, der sich darauf einstellen und versuchen wird, es umzusetzen. Damit können wir die noch nicht entwickelten Talente und Fähigkeiten in uns zur Entfaltung bringen und kreativ Einfluss auf unsere persönliche Entwicklung und unsere Lebensgestaltung nehmen.

Yoga Nidra hat einen klar strukturierten Ablauf, um den Übenden von der äußeren Ebene der Wahrnehmung systematisch in tiefere Ebenen des Bewusstseins zu führen.

Anleitung zum Yoga Nidra

Anleitung *(frei nach Ranja Weis)*

Lege dich bequem auf den Rücken und decke dich zu. Die Füße sind hüftbreit, die Arme liegen entspannt neben dem Körper. Die Handflächen zeigen nach oben. Lass die Fußspitzen entspannt nach außen fallen und den ganzen Körper schwer und weich in den Boden sinken. Ziehe dein Kinn etwas nach innen, sodass sich der Nacken verlängert, und entspanne den Hals wieder. Schließe deine Augen. Nimm die Geräusche außerhalb des Raumes wahr, wandere lauschend von einem Geräusch zum nächsten. Nimm nun die Geräusche innerhalb des Raumes wahr. Bring deine Aufmerksamkeit zu deinem Körper und spüre, wie er ganz ruhig auf dem Boden liegt.

1. Überlege dir nun einen kurzen positiven Vorsatz, der eine Eigenschaft beschreibt, die du gerne stärken oder integrieren möchtest. Das kann ein Satz sein wie beispielsweise »Ich bin stark«, »Ich bin mutig«, »Ich bin selbstsicher«, »Ich bin voller Lebensfreude« oder »Ich bin gesund«. Wähle einen Satz, der sich für dich stimmig anfühlt, und sage dir diesen Satz innerlich dreimal auf. Während der folgenden Übungen wird dieser Satz wie eine Botschaft in dein Unterbewusstsein sinken, wie ein Samen, den du in gut vorbereitete Erde legst.

2. Wir gehen jetzt mit der Aufmerksamkeit durch den ganzen Körper. Du kannst jeden Körperteil fühlen und von einem zum nächsten wandern. Wir beginnen bei der rechten Hand. Spüre den rechten Daumen … Zeigefinger … Mittelfinger … Ringfinger … kleinen Finger … rechte Handfläche … Handrücken … Handgelenk … Unterarm … Oberarm … Schulter … rechte Taille … rechte Hüfte … rechter Oberschenkel … Knie … Unterschenkel … Fußgelenk … Ferse … Fußsohle … Fußspann … die rechten Zehen …

3. Komm zur linken Seite und spüre den linken Daumen … Zeigefinger … Mittelfinger … Ringfinger … kleiner Finger … linke Handfläche … Handrücken … Handgelenk … Unterarm … Oberarm … Schulter … linke Taille … linke Hüfte … linker Oberschenkel … Knie … Unterschenkel … Fußgelenk … Ferse … Fußsohle … Fußspann … die linken Zehen … Spüre nun das ganze rechte Bein … das ganze linke Bein … den ganzen rechten Arm … den ganzen linken Arm … den Kopf … die gesamte Körperrückseite … die gesamte Körpervorderseite … spüre den ganzen Körper … den ganzen Körper … den ganzen Körper …

4. Stelle dir nun vor, dass der Körper schwer wird … so schwer wie Blei … der Körper wird immer schwerer und schwerer …

5. Nun stell dir vor, dass der Körper ganz leicht wird … so leicht wie eine Feder … der Körper wird leichter und immer leichter …

6. Komm mit deiner Aufmerksamkeit zum Atem. Fühle den Atem im Bauch und nimm das sanfte Heben und Senken der Bauchdecke wahr. Bleibe beim Atem im Bauch und zähle deine Atemzüge von 27 an rückwärts. Solltest du dich verzählen oder einschlummern, komm zurück und beginne wieder bei 27.

7. Wo auch immer du jetzt bist, beende das Zählen und komm mit deiner Aufmerksamkeit zu deiner Nase. Spüre den Atem am Eingang der Nasenlöcher, die leichte Berührung der Luft auf der Haut … Nimm wahr, wie der Atem über beide Nasenlöcher nach oben zum Punkt zwischen den Augenbrauen strömt. Er bildet die Form eines Dreiecks … Komm nun ganz zum Punkt zwischen den Augenbrauen. Fühle diesen Punkt. Vielleicht kannst du hier ein sanftes Kribbeln auf der Haut spüren, ein bisschen Druck oder irgendeine andere Empfindung … Lass dich ganz langsam von hier in den dunklen, weiten Raum hinter den geschlossenen Augen sinken. Tauche hinein in diesen Raum. Beobachte, wie dieser Raum immer größer, immer weiter wird, sich vielleicht unendlich weit ausdehnt …

8. Bleibe hier und lass die folgenden Bilder vor deinem inneren Auge entstehen: ein dunkler, funkelnder Sternenhimmel … ein heller, runder Vollmond … schneebedeckte Berge … ein rauschender Wasserfall … ein brennendes Lagerfeuer … eine leuchtend gelbe Sonnenblume … ein lächelnder Buddha … der Sonnenuntergang über dem Meer … Meereswellen, die an einen einsamen Strand strömen … eine Muschel … Meereswellen, die an einen einsamen Strand strömen … ewiges, endloses Meer … ewiges, endloses Meer …

9. Erinnere dich jetzt noch einmal an den Vorsatz zu Beginn dieser Übungen. Sage dir den kurzen positiven Satz innerlich noch drei Mal auf, im tiefen Vertrauen, dass er sich in deinem Leben verwirklicht. Komm nun mit der Aufmerksamkeit zurück zu deinem Körper. Nimm wahr, wie dein Körper ganz ruhig auf dem Boden liegt. Der Atem fließt gleichmäßig. Der Geist ist vielleicht ganz still und weit. Bleibe noch einen Augenblick in diesem entspannten Zustand liegen.

TIPP:
Ich empfehle, den Text auf Band zu sprechen und dich von deiner eigenen Stimme führen zu lassen.

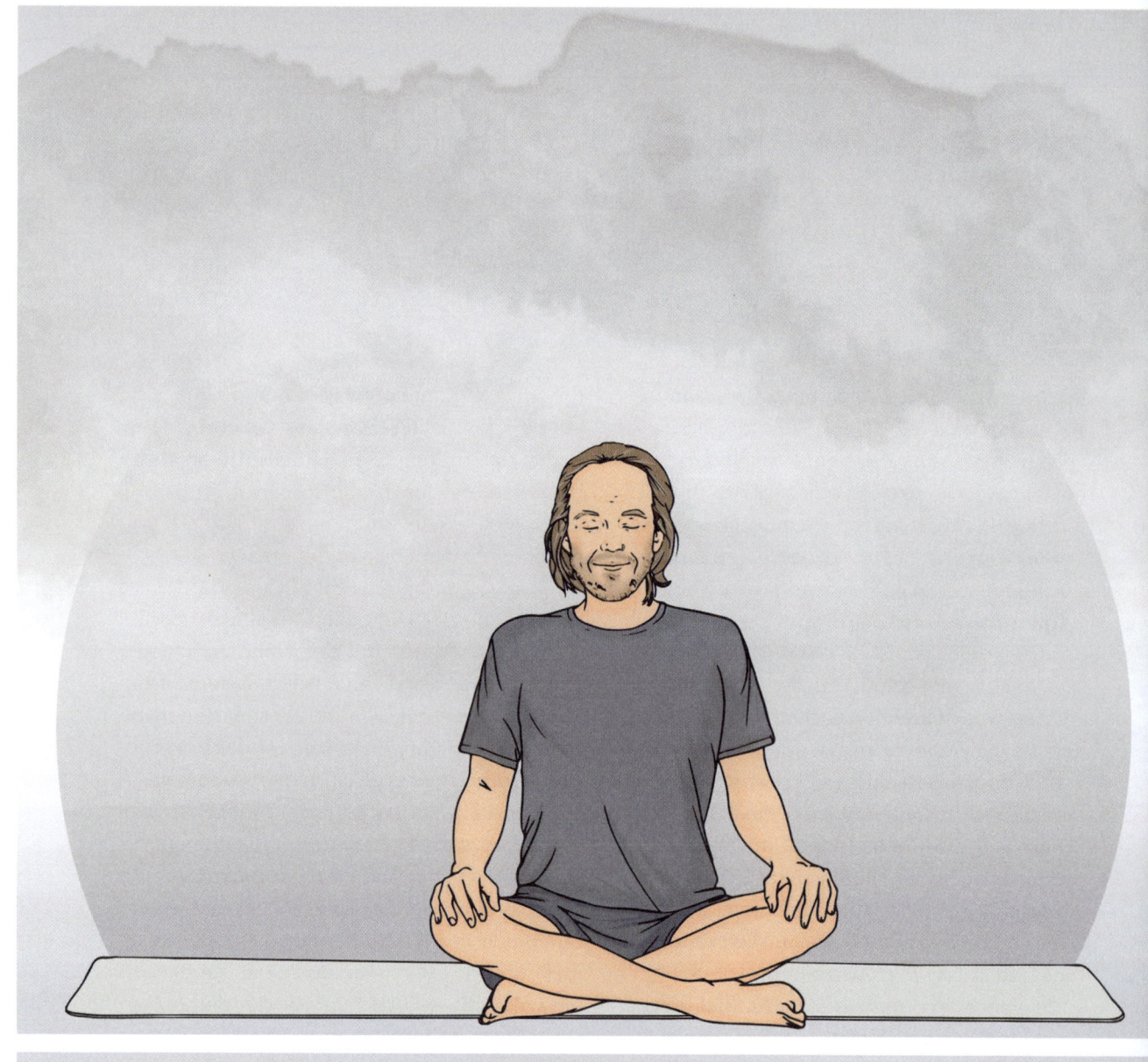

Wenn der Verstand sich beruhigt,
wird klar, dass du längst angekommen bist:
Das Wunder des Lebens pulsiert in jedem Augenblick
durch alle Zellen deines Körpers.

STILLES SITZEN

Die Meditationspraxis zielt darauf ab, einen Zustand innerer Freiheit zu erreichen. In dieser Freiheit gelingt es dir, damit aufzuhören, dich mit deinen Gedanken zu identifizieren, und dich aus dem Korsett enger Denkmuster und frühkindlicher Prägungen zu befreien. Die Welt, wie du sie siehst, ist eine Projektion deiner eigenen Gedanken. Wenn es dir gelingt, diese Projektion umzuwandeln, kannst du die Welt, in der wir leben, entscheidend zum Positiven verändern.

Alles, was du dafür brauchst, ist der Mut, der Realität ins Auge zu blicken und zu erkennen, was in dir existiert und wirkt – wer du wirklich bist: die beobachtende Instanz deiner menschlichen Tragikomödie. Indem du vermeidest, dich zu sehr emotional zu verstricken, lernst du, vieles mit Abstand zu betrachten, als freier Mensch am Geschehen dieser Welt teilzunehmen und kreativ mitzuwirken.

Zu verstehen, dass du weder der Körper noch dein Verstand bist, sondern reines Bewusstsein – dieses Wissen entsteht in der Stille der Meditation. Selbstbezogene Gedanken darüber, was andere von dir halten oder wie du auf sie wirkst, fallen ab. Du betrittst den inneren Raum der Freiheit. Den Ort, wo du wirkliche Herzensruhe findest.

Loszulassen hilft, dich zu sensibilisieren und die Schönheit um dich herum wahrzunehmen – die Natur, die Menschen und Tiere, das Leben selbst. Meditation gibt dir ein starkes Gefühl der Verbundenheit mit der Welt. Du löst die Grenzen auf, die dich von den anderen trennen, und beziehst alle Lebewesen, denen du deine Kraft, Aufmerksamkeit, Hingabe, Vergebung und Liebe schenkst, in dein Leben ein.

In den folgenden Kapiteln findest du zwei meiner absoluten Lieblingsmeditationen für »Liebevolle Güte« und für »Dankbarkeit«. Finde einen bequemen Sitz (gerne auch auf einem Stuhl) und lies dir die Meditationen ein-, zweimal durch. Idealerweise sprichst du sie dann in eine Aufnahmegerät, sodass du die Augen schließen, die Meditation mit deiner eigenen Stimme hören und in deine liebevolle Güte oder Dankbarkeit eintauchen kannst.

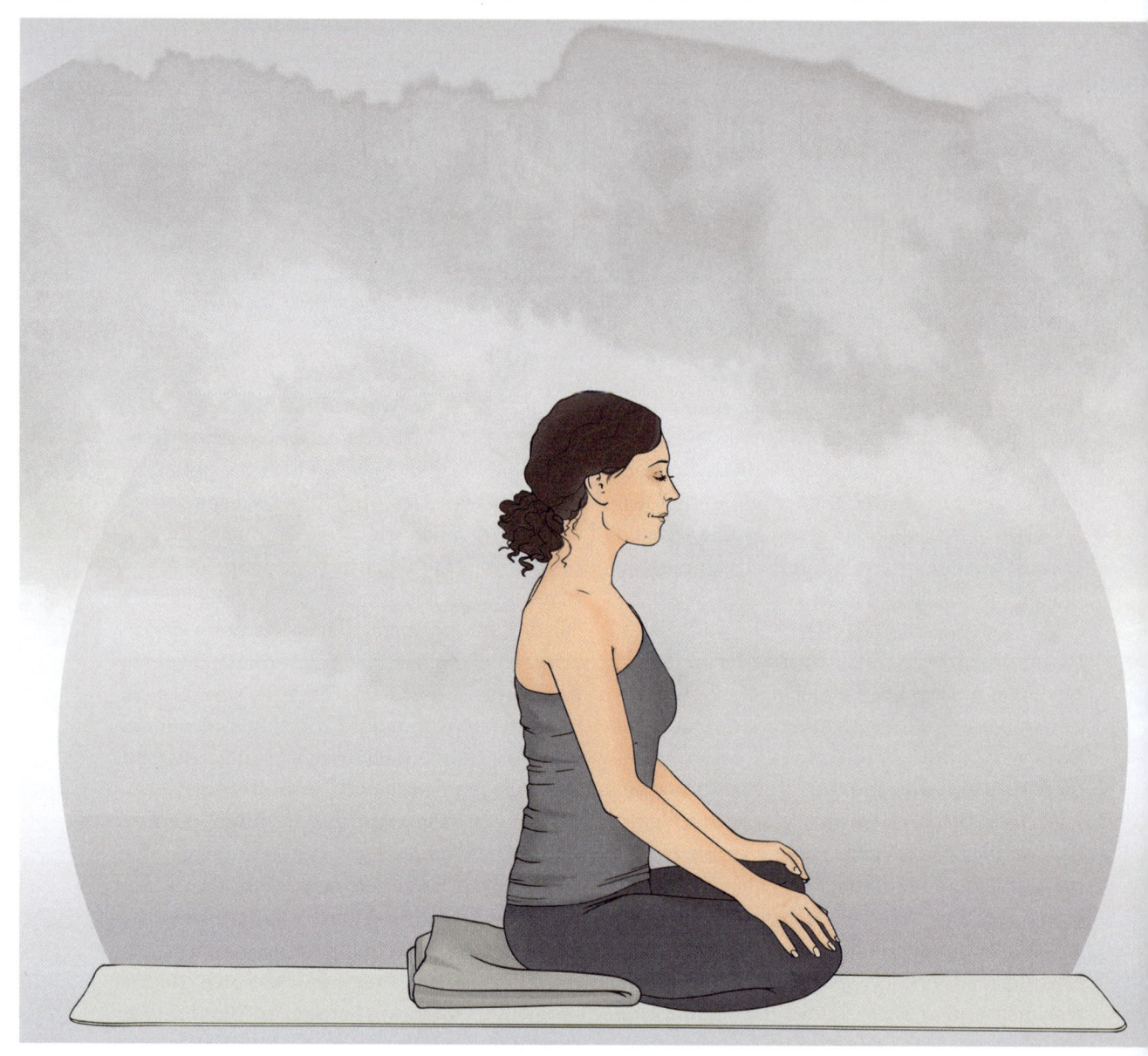

Eine der wichtigsten Praktiken im Buddhismus ist
die »Meditation der liebevollen Güte« oder »Metta-Bhavana«. *Metta* ist
das Pali-Wort für den Sanskrit-Begriff *maitri* (Liebe, liebende Güte).
Bei dieser Meditation geht es darum, Liebe und Mitgefühl allen –
nicht zuletzt dir selbst – gegenüber zu entwickeln.

MEDITATION FÜR LIEBEVOLLE GÜTE

Anleitung *(frei nach Jon Kabat-Zinn)*

Nimm den ganzen Körper als atmenden Organismus wahr. Den ganzen Körper. In dem Sinne, dass du die Luft um den Körper herum bewusst erlebst und spürst. Erlaube dir dann, dich von dieser Luft umarmt, gehalten und getragen zu fühlen. Spüre dich getragen und gehalten im Sinne von Wärme und Mitgefühl oder Güte. Fast so, als ob du dir erlaubst, die Anerkennung, die Güte, die Dankbarkeit für dein eigenes Leben in dieser Luft, die dich umgibt, zu spüren. Dankbarkeit dafür, wie sich dein Leben in jedem deiner Atemzüge auf ganz persönliche, ganz individuelle Art und Weise durch deine ganz eigene Geschichte ausdrückt. Bis hin zu diesem jetzigen Moment. Was für ein großartiges Geschenk! Und vielleicht kannst du hier im Atem sogar die Umarmung eines liebenden Elternteils finden und spüren. Eine Liebe, die dich hält, dich trägt und dich bedingungslos annimmt, genau so, wie du bist. Die dich sanft wiegt. Gewiegt im Rhythmus des eigenen Atems. Du sitzt und atmest, bist getragen und umsorgt. Komplett gesehen und zu Recht vollkommen angenommen als das wunderbare Wesen, das du bist.

Ganz genau so, wie du jetzt bist. Ohne dich irgendwie zu verbiegen oder verändern zu müssen. Erlebe dich als wertvoll, als getragen, als liebenswert. Als großartiges Wesen auf einem Weg, der schon lange vor deiner Geburt begonnen hat und sich mit jedem deiner Atemzüge fortsetzt. Jetzt bist du hier und heilst dich mit deinem eigenem Herzen, deiner eigenen Güte und Großzügigkeit. Versöhnst dich mit dem, was ist, und akzeptierst dich so, wie du bist. Spüre deine eigene Weichheit in der Art und Weise, in der dein Atem ein- und ausströmt und dich dabei sanft und liebevoll wiegt. Getragen und gehalten von deinem Atem, umarmt von der Luft. Umarmt von der Stille. Ein Gefühl, endlich zu Hause zu sein. Ein Gefühl, dazuzugehören. Ein Gefühl, im Moment angekommen zu sein. Ein Gefühl von Ganzheit, von Heilung, von Wert. Mit jedem Atemzug, der dich durchströmt. Ein Ozean von liebevoller Güte für dich selbst. Dann erlaube es dieser Güte, sich auszudehnen. Andere zu umarmen. Alle, die wir kennen, die wir lieben, und auch alle, die wir nicht kennen. Alle Geschöpfe auf diesem Planeten. Und auch diesen Planeten selbst. Das ganze Universum. Mit jedem Atemzug.

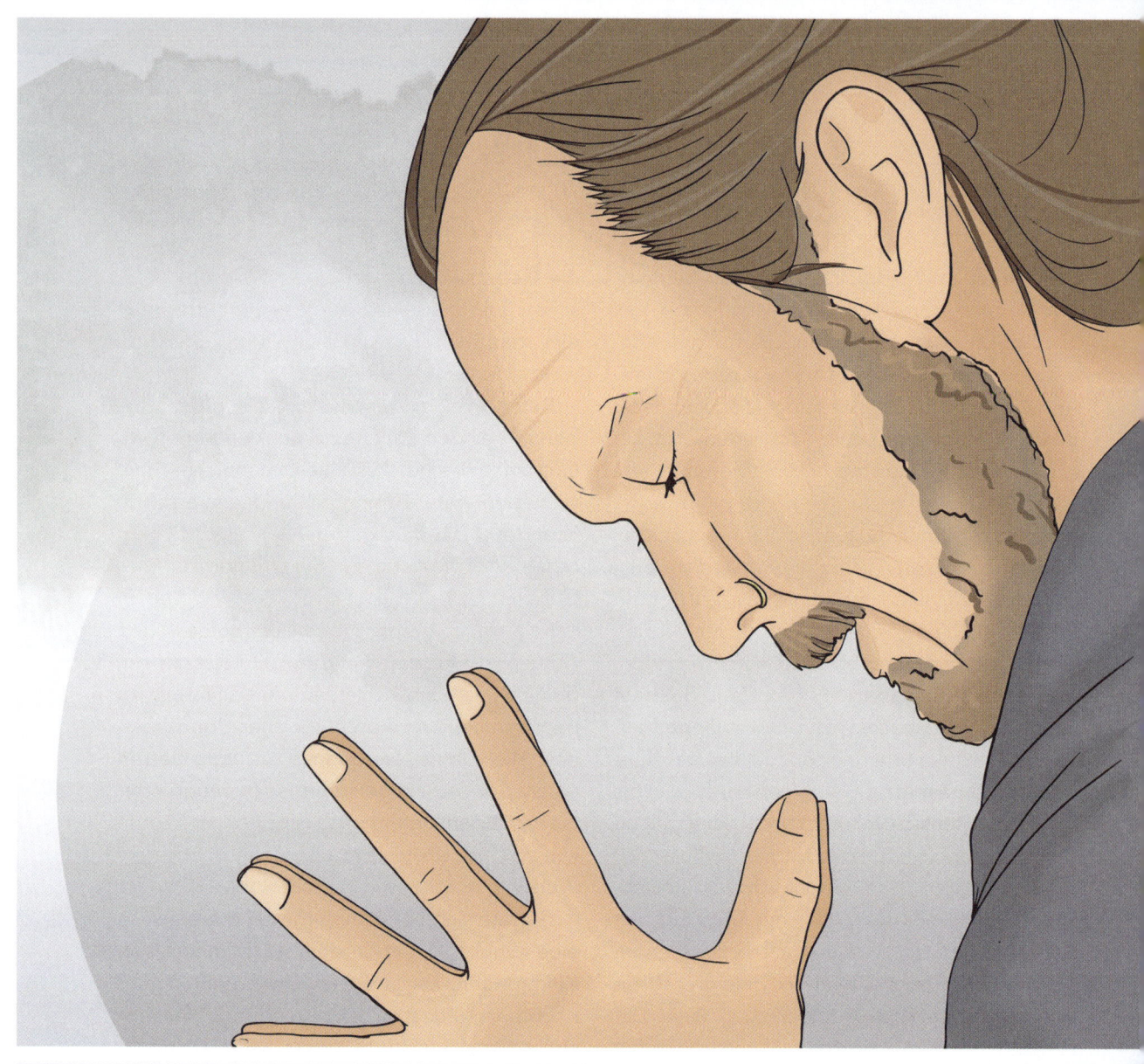

Dein Gebet in all seinen Formen stärkt nicht nur deine Beziehung zur schöpferischen Quelle (Gott), sondern schärft auch das Bewusstsein für das, was zu tun ist.

BETEN

Das Gebet ist Ausdruck der Gottesverehrung und damit ein Grundelement vieler Religionen. Nach christlichem Verständnis darf sich der Betende in jeder Situation seines Lebens mit seinen Anliegen an Gott wenden. Möglich macht das der Glaube an einen persönlichen Gott, der allgegenwärtig und stets für den Menschen ansprechbar ist.

Gebete können gesungen, laut ausgesprochen oder im Stillen für sich formuliert werden. Unterschiedlichste Körperhaltungen und Gesten begleiten das Gebet: stehen, knien, niederwerfen, den Kopf senken, die Hände erheben oder falten. Im Zusammenhang mit Gebeten werden oftmals auch Symbole wie Gebetsketten (Rosenkranz oder indische Malas), Kruzifixe oder Ikonen benutzt.

Gebet leitet sich von »bitten« ab und gibt so den Rahmen vor für das Verhältnis zwischen Mensch und Gott. Das Gebet wird so zu einem sehr persönlichen Gespräch mit Gott, der sich als ein liebender, den Menschen bejahender Gott erfahren lässt. Dabei wird nicht etwa erwartet, dass ein unveränderlicher Wille der Gottheit durch menschliche Gebete geändert werden kann, sondern eine Änderung des betenden Menschen.

»Der das Schöne, Gute und Wahre erstrebende Wille Gottes sei nicht zu ändern, aber durch die Gebetstätigkeit werde der Wille des Menschen gestärkt, seine Seele geläutert und somit eine ganzheitliche Änderung zum Guten bewirkt.«

Betend bringt der Mensch sein ganzes Leben mit all den hellen und dunklen Seiten vor Gott zur Sprache. Aus alttestamentlicher Sicht sind eine gute Gesinnung und ein entsprechendes Verhalten gegenüber den Mitmenschen entscheidend für die Wirksamkeit des Gebets.

Im Alltag bewährt haben sich Morgen- und Abendgebete, um den Tag mit Gott zu beginnen und zu beschließen. Im Yoga auch zu Beginn oder zum Abschluss einer Übungseinheit. Hier oftmals verbunden mit dem Setzen einer spezifischen, persönlichen Intention oder einem sogenanntem »Sankalpa« (= ein feierliches Gelübde, eine Entschlossenheit oder ein Wunsch).

Gebete sind somit eine Hinwendung an die eine Quelle, die sehr stark als Manifestation wirken kann. Es ist weder ein Herunterleiern noch eine verkrampfte Pflichtübung. Vielmehr ein inneres Bestätigen: die bewusste Verbindung mit dem Großen und Ganzen in Leichtigkeit, Freude und Vertrauen. Eine Verbindung in Gemeinsamkeit und Frieden.

Beispiel für eine kraftvolle Yoga-Invokation:

OM
Gurur Brahma Gurur Vishnu
Gurur Devo Maheshwaraha
Guruh Sakshat Param Brahma
Tasmai Sri Gurave Namaha
Om Shantih Shantih Shantih

»Wir ehren die drei universellen Grundprinzipien
(Geburt, Wachstum und Transformation),
die zu allen Zeiten in uns wirken.«

Die Schönheit und Stärke dieser Invokation liegt in ihrer Einfachheit und darin, dass sie bestimmte Hauptwahrheiten zum Ausdruck bringt, die von allen Menschen als ganz natürlich angenommen werden: die Wahrheit, dass eine Urintelligenz existiert, eine schöpferische Kraft *(guru brahma)*, der wir unklar den Namen Gott geben; die Wahrheit, dass hinter allem äußeren Schein Liebe die treibende Kraft im Universum *(guru vishnu)* ist, die uns nährt und schützt; und die Wahrheit, dass alles, was geboren wurde, auch einmal wieder sterben oder in einen anderen Seins-Zustand transformiert *(guru devo maheswara)* wird. Vor diesen drei universellen Grundprinzipien verbeugen wir uns.

Beispiel für einen kraftvollen Abschlusssegen, um die Praxis zu beenden:

Sarve Bhavantu Sukhinah
Sarve Santu Niramayah
Sarve Bhadraanni Pashyantu
Maa Kashcid-Duhkha-Bhag-Bhavet
Lokah Samastah Sukhino Bhavantu
Om Shantih Shantih Shantih

»Mögen alle glücklich sein.
Mögen alle frei von Krankheiten sein.
Mögen sich alle um das Wohlergehen anderer kümmern.
Möge niemand Sorgen haben.«

Aber auch solche oder ähnliche Worte wie in diesem irischen Segensspruch können die Praxis beschließen:

»Möge dein Weg dir freundlich entgegenkommen,
möge der Wind dir den Rücken stärken.
Möge die Sonne dein Gesicht erhellen
und der Regen um dich her die Felder tränken.
Und bis wir beide, du und ich, uns wiedersehen,
möge Gott dich schützend in seiner Hand halten.«

Oder:

»Mögen wir alle glücklich sein.
Mögen wir alle gesund sein.
Mögen wir alle in Sicherheit sein.
Mögen wir alle geliebt sein.«

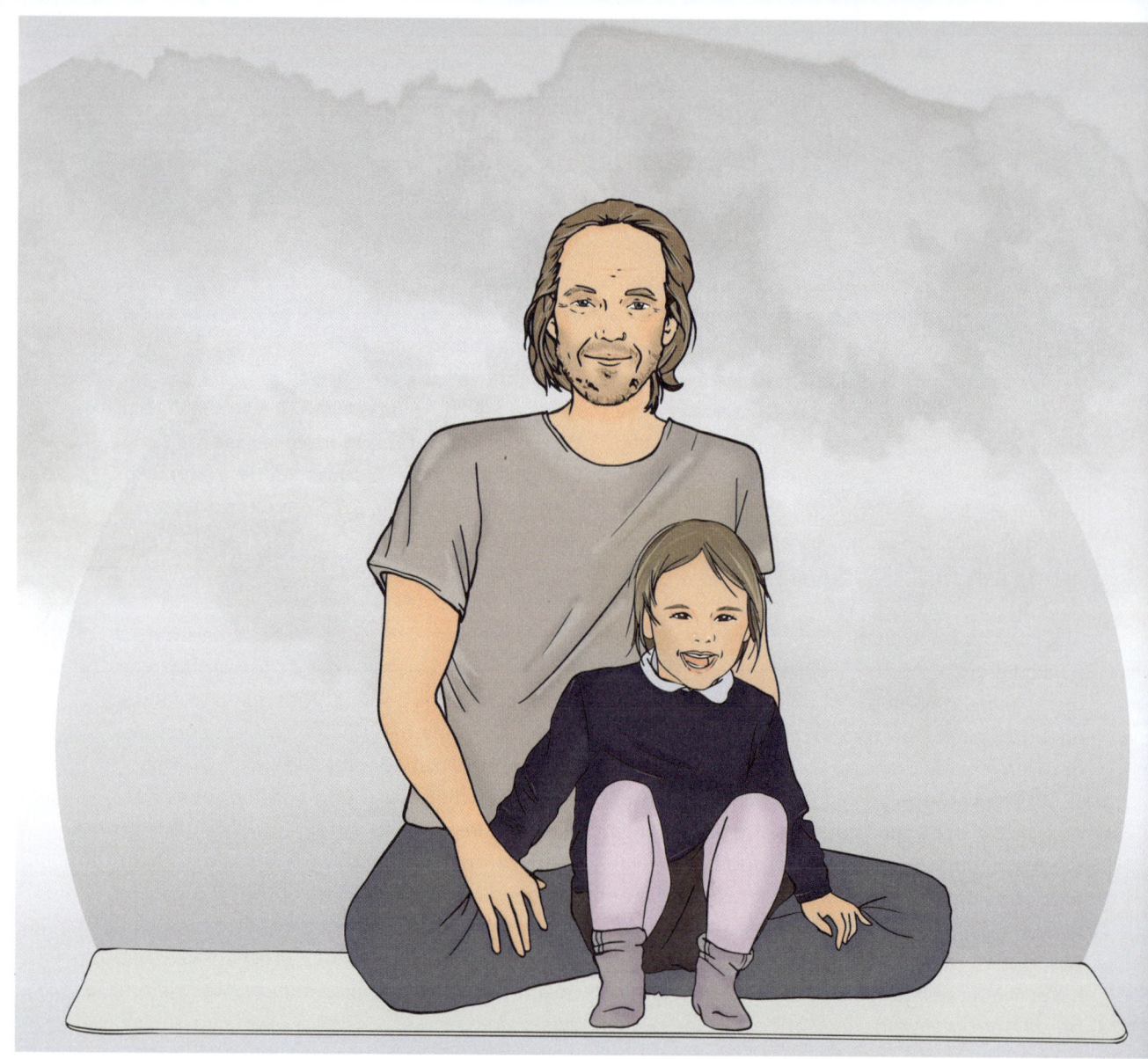

Beginne damit, Verantwortung für das, was du tust, zu übernehmen.
All deine Entscheidungen, Handlungen und Unterlassungen
haben Konsequenzen. Das ist das Gesetz des Karmas.

ALLES IST EINS

Wir, die Menschen dieser Zeit, erleben uns häufig entwurzelt und haben den Kontakt zu uns und der Umwelt verloren. Yoga kann helfen, mit der eigenen und der Natur unseres Planeten ins Gleichgewicht zu kommen und Frieden zu schließen. Allerdings ernten nur jene die »Früchte« echter und nachhaltiger Veränderung, die ausdauernd und beständig über Jahre hinweg üben. Doch der lange Atem lohnt sich: Bereits nach ein paar Minuten ist spürbar, dass sich etwas verändert. Und je länger man übt, desto schneller vollzieht sich der Wandel – körperlich, geistig und seelisch. Dieses Buch bietet keine schnellen Lösungen, keine Garantien und keine Dogmen, auch wenn ich sehr deutlich meinen Standpunkt darlege.

Die Asana-Praxis des Yoga wurde aus der Beobachtung der Natur heraus entwickelt: durch die Nachahmung von Tierhaltungen oder Naturformen bietet sich die Möglichkeit, eine tiefere Verbindung zur Umwelt herzustellen. Ganz so wie in der Artus-Sage, in der der keltische Zauberer Merlin den jungen Artus auf seine Aufgabe als Herrscher vorbereitet, indem er ihn in die verschiedensten Lebewesen und Bestandteile seines zukünftigen Königreichs verwandelt: in andere Menschen, Tiere, Pflanzen und Steine.

Diese essenzielle Erfahrung lässt in Artus ein tiefes Gefühl der Verbundenheit mit allen Lebewesen entstehen und lehrt ihn, mitfühlend zu handeln und zu regieren.

Yoga zeigt uns, dass alles mit allem in Verbindung steht. Nicht der Mensch ist das Maß aller Dinge, sondern die Gesamtheit der Natur. Dies setzt voraus, dass wir den Wert des Lebens und der Natur (an-)erkennen und zur Grundlage unseres Handelns machen. Deshalb haben Yogis Achtung vor der Gemeinschaft der Lebewesen, der Menschen, Tiere und Pflanzen und tragen Sorge für die Erhaltung der Erde, der Luft, des Wassers und des Bodens. Wir sind voneinander abhängig. Alles hängt vom Wohlergehen des Ganzen ab. Das bedeutet auch, dass wir verstehen, in welcher Beziehung unser eigenes Konsumverhalten mit der Armut in weit entfernten Ländern steht. Oder dass wir uns alle gemeinsam an die begrenzten Ressourcen dieser Welt anpassen müssen. Die meisten Menschen handeln jedoch unbewusst, mechanisch und unachtsam. Denn sie wissen nicht, was sie tun. Wie sollten sie auch: Sie wissen häufig ja nicht einmal, wer sie sind.

EXKURS: KARMA

Jede Handlung hat eine Konsequenz. Diese Folgen hat sie hier und jetzt. Nicht in irgendeinem fernen zukünftigen Leben, sondern jetzt. Handlungen und Konsequenzen sind fortlaufend. Sie gehören zu einem kontinuierlichen Prozess. So ist es beispielsweise eine Abfolge von Ereignissen, die Samen zu säen, die Pflanzen wachsen zu sehen und später die Früchte zu ernten. Was mit dem Säen beginnt, wächst langsam heran und kann eines Tages geerntet werden. Mit den Handlungen ist es genauso. Jede Handlung hat eine Konsequenz, und diese bekommen wir unweigerlich serviert. Manchmal mit etwas Zeitverzögerung, manchmal sogar fast zeitgleich. Was immer wir tun, enthält in sich bereits die Folgen.

Keiner kann sich den positiven oder negativen Konsequenzen der eigenen Handlungen entziehen. Wenn wir die Luft durch Abgase verschmutzen, unser Grundwasser mit Pestiziden verunreinigen und die Regenwälder abholzen, müssen wir auch die Folgen einer stetig fortschreitenden Umweltzerstörung (er-)tragen. Doch wir brauchen saubere Luft, reines Trinkwasser, andere Lebewesen und fruchtbaren Boden, der uns vollwertige und nahrhafte Lebensmittel bietet – dies muss ein Grundrecht für alle sein, dafür sollten wir uns einsetzen und kämpfen. Yoga erteilt uns Lektionen in Demut gegenüber jeder Form des Lebens: Wir erkennen die Grenzen des Fortschritts und den Preis einer unersättlichen Gier.

Darüber hinaus stellt der ethische Kodex des großen Yogi und Weisen Patanjali – die 2000 Jahre alten Yogasutras – einen Wegweiser zur Achtsamkeit dar. Er beschreibt unter anderem mittels der sogenannten *Yamas* und *Nyamas* Verhaltensregeln für den Umgang mit sich selbst und anderen. Diese Regeln ähneln den Zehn Geboten, wie wir sie aus der Bibel kennen. Dabei geht Patanjali systematisch vor: vom Grobstofflichen zum Feinstofflichen. Wenn sich der Körper verändert, kann sich die Atmung verändern. Wenn sich die Atmung verändert, können auch die Gedanken verändert werden. Und wenn sich die Gedanken verändern, beginnt die Wandlung, die Transformation. Wir brauchen eine neue Sichtweise der Natur. Es ist heute dringend erforderlich, über die Grenzen des gewöhnlichen Denkens hinauszugehen, um die Kluft der Dualität zu überwinden.

EXKURS: ESSEN

Als Yogis tragen wir Verantwortung. Verantwortung gegenüber den anderen Menschen, der Gesellschaft, allen Lebewesen, unserem Planeten. Auch hier gilt: Alles ist miteinander verknüpft.

Eine direkte Methode für positive Veränderungen in deinem Körper ist eine bewusste Ernährung. Die Ernährung sollte insgesamt so optimiert werden, dass sie deine Lebenskraft fördert. Dies geschieht durch die achtsame Wahl der Nahrungsgruppen, Ausgewogenheit und Portionsgrößen, die zu deiner individuellen

Konstitution passen. Dabei hilft es, ein paar einfache Grundsätze zu beachten:
» Iss reine, vollwertige Nahrung.
» Iss entsprechend deinem Appetit.
» Iss nicht mehr, als du verbrennen kannst.
» Iss langsam, dankbar und freudig.
» Iss im Einklang mit Mutter Natur.

Für viele Yogis gehört eine vegetarische Lebensform aufgrund der Philosophie dazu, sie ist aber nicht zwingend vorgeschrieben. Von dem Grundgedanken »alles ist eins« ausgehend, ist es allerdings nur konsequent, nichts und niemanden zu töten und anschließend zu verspeisen. Ziel ist es, so wenig Schaden in der Welt anzurichten wie möglich. Darüber hinaus gibt es weitere Gründe, die für eine vegetarische oder vegane Ernährung sprechen. Immer mehr Studien belegen die großen Vorteile einer pflanzlichen Ernährungsform.

Mir persönlich reicht der Blick in die Augen einer Kuh, um jeglichen Appetit auf einen Hamburger vergehen zu lassen. Doch für die meisten Menschen hatte das Fleisch auf dem Teller nie ein Gesicht, keinen Namen, kein Schicksal. Die Verbindung zwischen den Kühen auf der Weide und dem Steak auf dem Teller ist verloren gegangen. Verdrängt ist das durch den Fleischkonsum erzeugte Leid und Unrecht: Unrecht gegenüber den Tieren und gegenüber unserem Planeten, den wir so missbrauchen. Unrecht gegenüber den 1,2 Milliarden unterernährten, weil fehlernährten Menschen. Unrecht gegenüber den 1,2 Milliarden überernährten, weil fehlernährten Menschen.

Es gibt Wege, etwas zu verändern, weil wir sonst nicht nur noch mehr Leid und Unrecht erzeugen, sondern uns selbst und alles Leben zerstören. Die gute Nachricht lautet: Wir müssen gar nicht viel tun. Wir müssen uns nur unseres eigenen Handelns bewusster werden. Wir können unsere Ernährung umstellen – und schon leisten wir einen gewichtigen Beitrag dafür, dass sich etwas fundamental ändert.

Durch unser Handeln können wir anderen ein Vorbild sein. Es macht einen großen Unterschied, wenn wir anderen gegenüber Mitgefühl haben, bewusst essen, bewusst einkaufen. Allein dadurch regen wir andere zum Nachdenken an und setzen Zeichen.

Deshalb erscheint mir die Kombination von Yoga und einer vollwertig vegan/vegetarischen Ernährung ideal – am besten mit frischen und regional erzeugten Produkten aus kontrolliert biologischem Anbau zu fair gehandelten Preisen, die das Prädikat »Lebensmittel« verdienen. Diese Kombination führt am schnellsten zur Freisetzung deiner Lebenskraft.

Vegan/vegetarisch lebende Menschen fügen, was die Ernährung betrifft, sich selbst, den Tieren und unserem Planeten den geringsten Schaden zu.

Doch überstürze nichts. Höre auf deinen eigenen Körper und versuche nicht, dir die Gedanken anderer aufzwingen zu lassen. Vielleicht möchtest du zunächst einfach den Entschluss fassen, allen Lebewesen gegenüber mitfühlend und rücksichtsvoll zu sein. Damit erzeugst du eine Atmosphäre der Harmonie in dir und um dich herum, die sich automatisch fortpflanzt in der Welt, die wir alle teilen. Versuche es einfach – und dein Leben wird glücklicher und erfüllter sein.

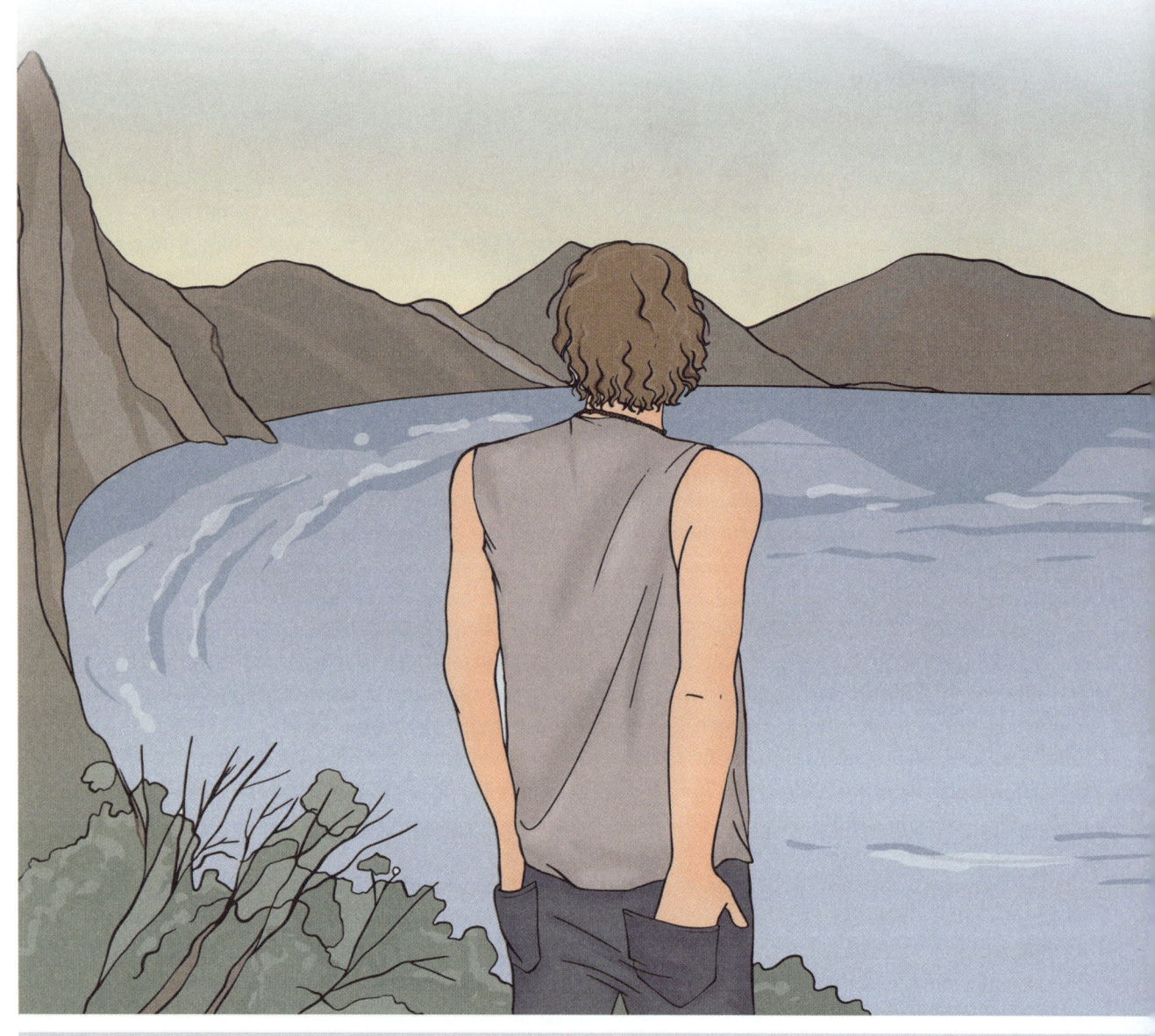

Spiritualität, Mystik oder Religion können helfen, Halt zu finden oder einen Sinn im Leben zu entdecken. Aber wichtiger als die Verbundenheit zu etwas Größerem ist die Beziehung zu dir selbst – und dafür ist dein Yoga ein Schlüssel.

NACHWORT

Irgendwann stellen wir uns alle die gleiche Frage: »Was ist der Sinn des Lebens?« Und nachdem wir über Jahre erfolglos draußen nach Antworten gesucht haben, finden wir sie eines Tages durch spirituelle Praxis in uns selbst.

Seit Tausenden von Jahren ist Yoga ein Werkzeug, um Körper und Geist zu öffnen und zu transformieren. Im Wesentlichen ist Yoga ein Prozess, der uns an die eigenen Grenzen bringt und diese erweitert. Es ist eine körperliche Annäherung ans Leben und eine tiefe Inneneinsicht ins eigene Wesen, die sich auf kreative Weise an die Bedürfnisse und Erfordernisse der jeweiligen Zeit anpassen lässt. Wir lernen, Frieden und Klarheit in unsere Vergangenheit und Gegenwart zu bringen. Über das eigene Körpergefühl können wir ein soziales und sogar ökologisches Bewusstsein entwickeln.

Der Pfad des Yoga führt sogar noch einen Schritt weiter: Wir können bereits nach kurzer Zeit die Erfahrung machen, dass es etwas Größeres gibt als das, mit dem wir uns normalerweise identifizieren. Alles, was wir dafür brauchen, sind Neugier, ein offenes Herz und den Mut, uns darauf einzulassen, das Ganze über das Einzelne, Separierende und Begrenzende zu stellen.

Als Teil dieser Ganzheit verzichten wir auf das Urheberrecht unserer Handlungen und deren fruchtbringende Tantiemen. Aber genau in jenem Verzicht offenbart sich eine völlig neue Lebensqualität: die Teilnahme am Fluss des Lebens in all seiner komplexen Vielfalt und Widersprüchlichkeit. Indem wir diese Verbindung eingehen, beginnt der neugierige Geist, sich weiter zu öffnen. Und indem wir uns tief darauf einlassen und komplett darin aufgehen, lösen sich das Ego und die Anstrengung, den Konventionen einer fragwürdigen Gesellschaft zu genügen, auf. Wie weit jedoch dieser Prozess fortschreitet, ist immer ein Produkt des Ganzen und niemals das Resultat des Einzelnen.

Wer über Yoga die Freiheit sucht, begibt sich auf die Spuren der Vergangenheit und muss sich ungelösten Konflikten stellen. Wer jedoch die tieferen Regionen seines Wesens ergründet, erkennt, dass das Wissen um das eigene Selbst nicht ausschließlich die eigene Person betrifft, sondern erst als Teil des Ganzen transparent wird. Dann brechen die Bollwerke des Widerstandes in sich zusammen, und die ehernen Ketten der Abtrennungen bersten in einem Akt der Befreiung: Wahre Intimität kann entstehen.

Entwicklung ist in ihrem tiefsten Wesen Energie, Beziehung und Wachstum – sie ist der Kern des Lebens selbst. Evolution ist eine Ausdrucksform der Entwicklung des Universums und kann als Streben der Formen nach größerer Komplexität und Anpassung betrachtet werden. Das ist jedoch nur die einer Haut ähnlichen äußere Form, die eine tiefschichtige Transformation ermöglicht: Bewusstsein, Reife und Evolution kommen in Gang, wenn sich das Spektrum der Wahrnehmung erweitert. So ermöglicht Yoga Öffnung und Entwicklung in jeder Faser des Körpers, weitet das Bewusstsein und vergrößert die Kapazitäten von Tiefe und Kommunikation.

Diese Selbstumwandlung eröffnet eine wahrhaftige Beziehung mit dem Leben selbst und ist zugleich eine bewusste Anteilnahme am Prozess der Evolution. Alles ist wieder eins.

Mitwirkende

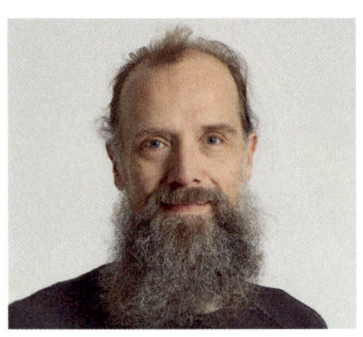

Michael Zirnstein
Yoga heißt Verbindung – und schafft Verbindungen. Das ist die Devise von Michael Zirnstein. Zum Yoga kam er durch seinen Beruf als Kulturjournalist und durch einen Bandscheibenvorfall. Beim Teacher Training im indischen Rishikesh gleich neben dem Beatles-Ashram entdeckte er Acroyoga und dadurch die Yoga-Thaimassage, was ihm völlig neue Möglichkeiten zwischenmenschlichen Austauschs eröffnete. Und die Verbindung zum Redakteursberuf? Die erklärte ihm Amma, die allesumarmende Mama, im Interview: »Yoga und Journalismus suchen beide nach der Wahrheit.«

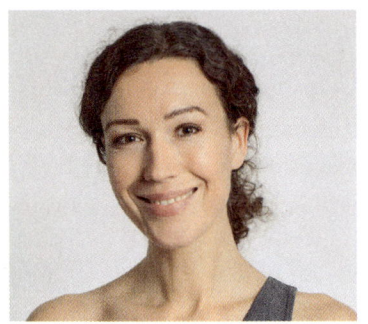

Ranja Weis
Ranja unterrichtet vor allem Yin Yoga und Yoga Nidra. Ihr eigener spiritueller Weg ist geprägt durch Yoga und Meditation (unter anderem Vipassana) sowie durch traditionelle Heilmethoden aus Südamerika. Daher sind auch Techniken wie Storytelling, Trance und verschiedene Formen von Energiearbeit Bestandteil ihrer Stunden. Maßgeblichen Einfluss auf ihren Unterricht hatte vor allem Biff Mithoefer.

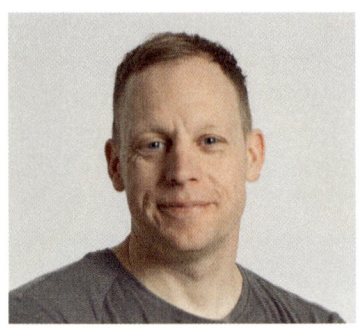

Robert Ehrenbrand
Robert Ehrenbrand (spiritueller Name: Avtar Tiaga) hat aus einer lebenslangen Leidenschaft für Bewegung das »Becoming Me«-Programm konzipiert. Darüber hinaus ist er Bassist bei der amerikanischen Band »Boysetsfire«, diplomierter Wirtschaftspsychologe und zertifizierter Yogalehrer. Bewegungskonzepte aus dem Yoga verbindet er mit Eigenkörpergewichtsübungen, intensiven Atemtechniken und dynamischen Flows. Die im Buch gezeigte Übungsreihe unterstützt den Aufbau von Kraft, Mobilität, Dynamik und Flexibilität.

Sascha Peschke

Als erfahrener Yogalehrer mit zahlreichen Ausbildungen verschiedenster Traditionen in Indien, den USA und Europa unterrichtet Sascha seit vielen Jahren in der Patrick-Broome-Yoga-Akademie. Dabei kommt ihm sein Wissen als praktizierender Heilpraktiker mit Fortbildungen unter anderem in Chiropraktik, Akupressur und Massage zugute.

Sein Unterricht zeichnet sich durch einen kreativen, spielerischen, intensiven und liebevollen Umgang mit dem eigenen Körper aus. Yoga ist für ihn Lebensinhalt und in erster Linie eine Schulung der Bewusstheit und Aufmerksamkeit. Seine sehr fortgeschrittene Praxis klärt den Blick und vermittelt eine neue Perspektive auf das Leben als Ganzes.

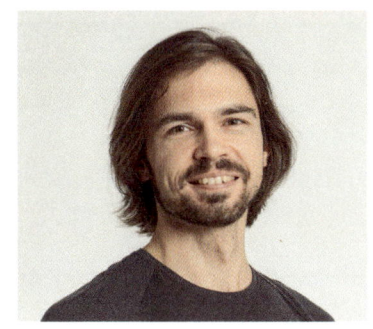

Stine Matthes

Den eigenen Körper bewegen und dadurch zu spüren, ist, seit Stine denken kann, ein zentrales Bedürfnis in ihrem Leben. Dabei wollte sie immer die eigenen Grenzen ausloten und verschieben. Zum Yoga hat sie 1999 über ihre Mama gefunden. Heute ist sie zertifizierte 800h+ Yogalehrerin (PBY-Akademie und Arasha Yoga Vidya Peetham in Indien) sowie studierte Personal-, Fitness- und Blackroll-Trainerin. Sie übt täglich Ashtanga Yoga nach Sri K. Pattabhi Jois. Ihre Yogasequenzen folgen dem Prinzip *sthirasukhamasanam*: Stabilität und Leichtigkeit, Kraft und Flexibilität, Anspannung und Entspannung.

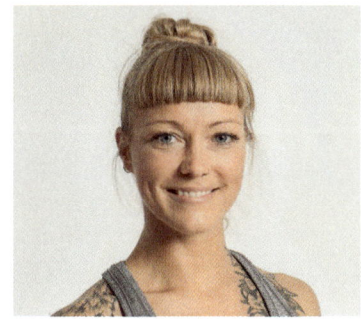

OM YOGA WIRKT JETZT

TU JETZT WAS, NUR **FÜR DICH** UND SOMIT FÜR DIE GANZE WELT. **FRIEDEN** ES MACHT UNGLAUBLICH **KLAR UND WACH** YOGA BEWEGT, ENTSPANNT, STÄRKT, GIBT DIR HALT UND LÄSST DICH **FLIEGEN** GRENZENLOS STRECK DICH, VERBIEG DICH, LÄCHLE UND FREU DICH, **YOGA** TUT EINFACH NUR GUT!

PATRICK BROOME YOGA

Patrick Broome Yoga Studios München
Amiraplatz 3 · Schellingstr. 63 · Jahnstr. 46
Tel: 089 45 22 58 22
www.patrickbroome.de · info@patrickbroome.de

TARA STILES

STRALA YOGA

*Mein Programm für mehr Energie,
Stärke und Achtsamkeit*

Tara Stiles präsentiert in ihrem Buch STRALA YOGA ihr gleichnamiges Yoga-Programm. »Strala« bedeutet »von innen scheinen« oder »strahlen«. Das wird erreicht durch ein Zusammenspiel von Balance, Stärke und Achtsamkeit. Besonders wichtig ist dabei, Bewegung und Intuition in Einklang zu bringen. Keine strengen Regeln, sondern den Körper selbst entscheiden lassen, was ihm guttut. Durchgehend bebildert und Schritt für Schritt erklärt.

Mit dem STRALA-Programm lernen Anfänger wie Fortgeschrittene, wie sie: Stress abbauen, Körper entspannen, Geist stärken, Energie aufladen, Platz für Kreativität im Kopf schaffen und Leichtigkeit im Leben gewinnen.

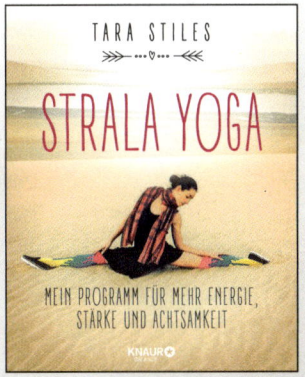

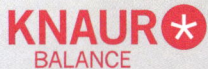

TIM DESMOND

SHIT HAPPENS

*Anleitung zum Menschsein
in einer beschissenen Welt*

Der Psychotherapeut und Achtsamkeitslehrer Tim Desmond zeigt in diesem praktischen Leitfaden, wie wir selbst in ungünstigen Momenten des Lebens eine humane, kultivierte Haltung entwickeln. Nervt Sie ein Kollege? Fühlen Sie sich ungerecht behandelt? Oder ist Ihnen oder jemandem in Ihrer Familie etwas sehr Schlimmes zugestoßen? Mit vielen alltäglichen Beispielen bringt Desmond uns bei, wie wir die Schönheit des Augenblicks erkennen, Glück von Unglück unterscheiden lernen, Konfliktsituationen meistern, alte Wunden heilen und letztlich furchtlos werden. Wir können schlimme Dinge nicht ändern, aber wir können unsere Einstellung dazu wählen – die der Achtsamkeit und des Mitgefühls.

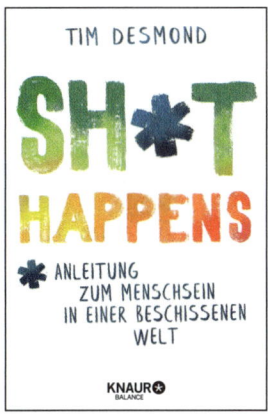

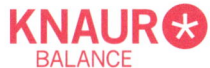